医師のキャリア革命

成功の鍵は
お金か
知的好奇心か

株式会社DEPOC代表取締役
安岡 俊雅

はじめに

医師としての自分のキャリアは、これでよかったのだろうか

ふと立ち止まり、医師としての〝キャリア〟を振り返った時、強い迷いや不安が生じることはあると思います。正しいと信じてこれまで駆け抜けてきたけれど、

もっと自分のキャリアアップを望める道があったのでは。

そもそもこの道で良かったのか。

このまま走り続けることに意味はあるのか。

「本当に自分のキャリアはこれでよかったのでしょうか」。医師の転職やキャリアについての相談を受けていると、普段の活躍の様子からは想像のできない、胸のうちが明かされることは珍しくありません。若手や中堅の医師だけではなく、現役引退前後の教授からも、

自身のキャリアを振り返り、相談されたこともあります。

私が本書を書くきっかけとなったのは、自身の会社を立ち上げ、医師の人材紹介業にも携わっていくなかで、業界内のさまざまなひずみを感じ、キャリアを考えていただく上で、ガイドのようなものが必要なのではないかと考えたからです。

そもそも医師のキャリアに正解はあるのでしょうか。

当然のことながら、医師一人一人の専門性や個性、加えてライフステージの変化によって、理想とするものは千差万別です。これに社会情勢や、医療に求められることの変化も影響し、現代の医師を取り巻く環境はより複雑化してきています。ステレオタイプの正解はもはや存在しなくなったことに誰もが気付き始めたのではないでしょうか。医師としてのキャリアの正解は一つではなく、常に自らに向き合い、状況に応じて再考しながら育てていく姿勢こそが、成功の鍵と考えています。

先出の元教授のご相談には「もちろん、よかったと思います」と私は答えました。そして、他の医師にも、まずは同様な答えをする事になると思います。なぜなら、仮に他の選択肢があったとしても、過ぎた時間は戻せず、これまで努力を重ねてきたことには必ず意味があると考えるからです。元教授を例にすれば、教授の患者さんは、最新の知見を備えた的確な治療を経て、その状況の中のベストの状態で過ごせていることでしょう。教授に教育された医師は各方面で活躍し、数多くの患者が救われていること、教授の研究で診療科の発展が日々なされていることなど枚挙にいとまがありません。懸命に走り続けてきた医師のキャリアに、不正解などないのです。

では何故、医師たちは思い悩むのでしょう。持ち合わせる責任感や意識の高さが影響するのでしょうか。不正解でなければ良しとせず、ベストの正解を手にすることこそ、自らのアイデンティティとする、ポテンシャルの高さゆえであるかもしれません。

ひと昔前に比べ選択肢が増えた今、医師の働き方は無数にあるように見えますが、これも正解を導きにくくしている要因であると考えます。ひと昔前であれば、医学部を卒業した後は大学病院にてほぼ無報酬で研修を行い、大学病院に入局。薄給でお礼奉公をし、臨床・研究・教育に勤しみ、足りない生活費をアルバイトで工面しながらなんとか過ごすのが一般的でありました。講師・准教授になる段階で、教授を目指すかあるいは関連病院に就職、もしくは開業することを、キャリア構築の際に選ぶのが王道でした。

しかし現代の医師は、大学病院で研修も行わず、研修後にすぐに起業や開業も選択肢にあり、最初からアルバイトで生計を立てるなど、まさに「多様なキャリア」を歩んでいます。一方では、多様であることに振り回され、何を目的に仕事をし、何を達成したいのかが定まらないまま、収入だけが達成感の物差しになってしまう可能性を内包しています。

「医局を辞めても、どこでも雇ってもらえるから、辛い下積みを耐える必要はない。」
「ここで、多少のミスをしても高額のアルバイトがあるから生活は何とかなる。」

医師を取り巻く環境が、こういった意見を広く浸透させてしまうことへの是非は、今回は省きますが、自分の技術・知識の成長などの満足感や達成感を得づらい人生の先に、本当の意味でのキャリアは存在するのでしょうか。

現代の医師はラクになった訳ではない

医師としてのキャリアに悩んでいる最中、相談相手からさまざまなことを言われることもあろうかと思います。

「十分稼いだから良いでしょ」

「自分よりも良い人生を送っているよ」というものや、

「昔に比べれば良い時代になったのに、何故そんな贅沢を言うのか」

といったことです。

また、引退間際の医師の中には、自分達の時代と比較し、最近の医師について「医療機器に頼っていて医師としての能力が低い」

「昔に比べれば今の環境は良い環境だ」

などという人もいます。確かに昔は昔で大変だったのでしょうが、その大変さは現代も姿を変えて存在します。

パワハラ、セクハラ、モラハラなどのハラスメント問題に加え、どんどん進んでいくICT化、医師の労働時間の厳格化、患者の既得権益の増大化、裁判意識の増大、患者説明の重要性など、現代には現代の問題があります。現代の医師が抱えるストレスは、臨床・研究・教育以外でも急拡大しているのです。それでも、患者さんのためを思い、医師は自分自身の生活を大切にしながら、日々の診療にいそしむのです。

かくゆう私の妻も医師です。

妻の1日はこうです。朝5時45分に起き、朝ごはんの準備と子どもの学校の準備を済ませ、掃除と洗濯。起床から1時間ほどで子どもと一緒に家を出ます。

子どもの見送りをした後に、8時30分に病院へ行き、麻酔外来、手術麻酔、患者説明などを行い、18時には学童にお迎えに行かなくてはなりません。帰宅後は、夕飯の準備やお風呂の準備、子どもの学校の宿題を見て、21時には子供を寝かしつけるという毎日です。もちろん、私自身もサポートはしていますが、妻がメインとなり動いてくれています。毎日、毎日、戦いの日々です。私ですらそう感じるのですから、主となってくれている妻の努力は凄まじいものがあるはずです。

独身時代の妻は、大学病院の麻酔科の医局員で大学と出向病院で勤務していました。一時期は医局長もしていましたが、一般的な医局員としてお考えいただければ、医師の皆様にはイメージしやすいと思います。結婚・妊娠を機に、医局を辞めて一般病院に就職をしますが、身重ですと緊急手術や当直の対応が出来ず、退職することになります。（それでも、妊娠８ヶ月までは、とっても頑張っていたのですが……。）

出産後、子どもを保育園に預けて仕事に復帰しますが、子どもの急な熱や病気の時でも医師は急に休むことができません。両親を頼ろうにも、高齢・遠方の為、協力をしてもらう事もすぐにはできません。その為、かなり時間を制限して働くことになります。

子どもの保育園・幼稚園時代は、短時間でできるアルバイトを探し、上司や同僚に頭を下げながら、今までの医師のキャリアと子育ての両立に悩みながら過ごしました。ようやく子どもが小学校に上がる段階で、妻は今の仕事にやっと腰を据える事ができるようになったのです。

医師は偏りやすい世界で生きている

人は皆、その時代と環境に合わせてアップデートを繰り返し、その時を生きています。それは医師に限らずどの職業を選んでも同じです。だからこそ、人は自分の歩むキャリアという迷路に迷い込んでしまうのです。

医師の世界は、他の業種と比べ極端に狭く、そして偏りやすい世界です。幼い頃から優秀で、ひたむきに勉強し医師になった人たちばかりというのも原因なのか、素直で騙されやすい人が多い世界でもあります。その為、意図しない開業を勧められ、開業してしまう人もいます。

「そのくらい、相談すればいいのに」と思う人がいるかもしれません。

そうは言っても、医師のキャリアを本音で相談できる相手は、なかなか見つけることができません。

想像してみてください。

・偏差値が70以上の方のキャリア
・医師という職業についてのキャリア
・最強の国家資格を持つ方のキャリア
・小さいころから神童と言われ、理解が通常の数倍ありそうな方々のキャリア

この様な方々の相談を分け隔てなく、本音でぶつかれる人が医師以外で、更に自分の周り（医師の周り）にいるのかどうかという事です。

そんな迷路に迷い込んでしまった医師たちのガイドとして役立ててもらいたい。そんな思いで筆を取りました。

多様なキャリアの悩みにヒントをくれる医師たち

本書では、多様なキャリアの実例を、現役を中心に多くの医師に語ってもらい、生の声をお届けします。他業種から俯瞰して見ることでの気づきについては、相談業務の中でもご好評をいただいておりますので、随時ご紹介したいと考えています。医師のキャリアに正解がないのならば、多くの、生の事例から必要な情報を先生方自身で掴んでいただき、それぞれが自分にとってベストな道を歩むことが、正解への近道であると考えるからです。

今回ご協力いただく先生方は、大学の名誉教授から非常勤の女性医師まで、幅広く多様なキャリアの方々です。特に若手医師にとって将来のキャリアを考える上で、非常に参考になるのではないかと考えています。

ちなみに、医師のキャリアの選択肢として「開業」もありますが、本書では開業については多くは取り扱いません。また別の機会でお話する機会をお待ちいただければ幸いです。

医師のキャリアについて、それぞれの先生が赤裸々に語ってくださる内容の充実さもさることながら、私自身も数多くの医師のキャリアについてサポートしてきた一人として、本音で語り尽くしたいと思います。

監修・インタビュー
入駒　慎吾　医師　（株式会社 LA Solutions　代表取締役 CEO）
高木　俊一　医師　（日本大学医学部麻酔科学系麻酔科学分野　診療教授）
安岡　直子　医師　（四谷メディカルキューブ 麻酔科　非常勤）

インタビュー

今井　政人　医師（慈誠会 練馬高野台病院　病院長）
鈴木　利保　医師（東海大学　名誉教授）
田中　里佳　医師（順天堂大学大学院 医学研究科 再生医学　主任教授）
森本　雅太　医師（森本耳鼻咽喉科　院長）

先生方、本当にありがとうございます。
日頃からとってもお世話になり、感謝しています。

今井　政人　医師

練馬高野台病院　病院長

学歴・職歴

1988 年　旭川医科大学卒業、大学院入学
　　　　旭川医科大学外科学第 2 講座入局
1990 年　旭川医科大学病理学第 1 講座
1992 年　旭川医科大学大学院医学研究科卒業（博士号取得）
1993 年　日鋼記念病院外科勤務
1994 年　札幌北楡病院外科勤務
1995 年　旭川医科大学外科学第 2 講座 助手
1997 年　ハーバード大学外科 リサーチフェロー
1999 年　ハーバード大学外科 講師
2000 年　札幌厚生病院外科 医長
2002 年　旭川医科大学附属病院 第 2 外科助手
2005 年　ハーバード大学外科 講師
2007 年　中外製薬株式会社 メディカルサイエンスディレクター
2012 年　中山会宇都宮記念病院 副院長、病院長補佐、消化器外科科長
2018 年　慈誠会上板橋病院 副院長
2020 年　慈誠会練馬駅リハビリテーション病院 副院長
2022 年　慈誠会練馬高野台病院　病院長

所属学会・資格等

日本外科学会：指導医、専門医、認定医
日本消化器外科学会：指導医、専門医、認定医、消化器癌外科治療認定医
日本消化器病学会：指導医、専門医
日本肝臓学会：指導医、専門医
日本消化管学会：指導医、認定医
日本がん治療認定医機構：指導責任者、認定医
臨床研修指導医講習会終了
緩和ケア研修会終了
日本医師会認定産業医

旭川医科大学を卒業後、同大学外科学第 2 講座に入局。出向先の一般病院を経て、帰局し、2 年後にハーバード大学に留学。帰国するも再度渡米し、ハーバード大学外科講師に。その後、中外製薬株式会社にメディカルサイエンスディレクターとして臨床開発等に従事。退職後、一般病院の副院長を経て、現在の慈誠会練馬高野台病院院長。大学病院、一般病院、海外の大学、一般企業などの様々な職場経験と、医師として、臨床、研究、教育などの経験、経営者としての経験など、多様な切り口を持つ外科医師。

入駒　慎吾　医師

株式会社 LA Solutions 代表取締役 CEO
一般社団法人日本無痛分娩研究機構　代表理事

学歴・職歴

1997 年　島根医科大学（現・島根大学）卒業
1997 年　麻酔科研修や新生児集中治療研修
総合周産期センターや離島での産婦人科診療に従事
2002 年　島根医科大学（現・島根大学）産科婦人科学教室助手（現・助教）
日本産科婦人科学会専門医取得
2005 年　聖隷浜松病院麻酔科勤務（麻酔科への転向）
2009 年　国立成育医療研究センターで産科麻酔に従事（～ 2010 年 3 月）
東京女子医科大学麻酔科学教室の非常勤講師（～ 2021 年 3 月）
2011 年　日本麻酔科学会専門医取得
2012 年　聖隷浜松病院での無痛分娩プロジェクトを牽引
"産科主導型の無痛分娩"を3 年で年間約 300 件規模に拡大
2014 年　日本産科麻酔学会の幹事就任
2016 年　日本麻酔科学会指導医取得
国立成育医療研究センター 手術・集中治療部 産科麻酔部門 診療支援医師
2017 年　株式会社 LA Solutions 設立
2018 年　第 122 回日本産科麻酔学会学術集会長
聖隷浜松病院無痛分娩アドバイザー就任
J-CIMELS の J-MELS（母体救命）ベーシックコースのインストラクター取得
「図表でわかる無痛分娩プラクティスガイド」を上梓
2019 年　グロービス経営大学院卒業（経営学修士 : MBA）
一般社団法人日本無痛分娩研究機構　代表理事就任
2020 年　ホリエモン万博 2020 のビジネスピッチ「JIKISO」で、最優秀賞受賞。
YouTube 報道番組「ニューズオプエド」の無痛分娩特集に生出演。
日本臨床麻酔学会プレゼン企画「5 ミニッツ TALK コンペ」で最優秀賞受賞
2022 年　麻酔科学サマーセミナー最優秀演題賞
2023 年　4 月現在、クライアント数 30 施設（総無痛分娩件数：約 5,000 件 日本の 7.3%）

島根医科大学を卒業後、同産婦人科医局に入局。産婦人科専門医を取得後、麻酔科に転科。聖隷浜松病院、成育医療センターを経て、麻酔科専門医を取得。日本で数少ない産婦人科専門医と麻酔科指導医の資格を保持し、産科麻酔に従事。第 122 回日本産科麻酔学会学術集会長を歴任。現在では、株式会社 LA Solutions 代表取締役社長として、全国の産科施設にて指導を行い、安心安全な無痛分娩を広めている。

鈴木　利保　医師

東海大学　名誉教授

学歴・職歴

1982年3月　東海大学医学部医学科卒業
1982年6月　東海大学医学部付属病院前期研修医
1984年4月　東海大学医学部麻酔科学教室入局
1987年4月　東海大学医学部麻酔科学教室助手
1987年4月　平塚市民病院麻酔科医員
1988年4月　東海大学医学部麻酔科学教室帰局
1993年4月　東海大学医学部付属東京病院麻酔科医長
1996年4月　東海大学医学部麻酔科学教室講師
2002年4月　東海大学医学部外科学系・麻酔科　教授
2016年4月　東海大学医学部付属病院　副院長
2019年4月　東海大学医学部付属八王子病院麻酔科　名誉教授

所属学会・資格等

一般社団法人日本専門医機構認定　麻酔専門医
公益社団法人日本麻酔科学会認定　麻酔科認定医
公益社団法人日本麻酔科学会認定　麻酔科認定指導医
日本蘇生学会指導医
日本心臓血管麻酔専門医（暫定）
区域麻酔学会専門医（暫定）
日本老年麻酔学会指導医

東海大学医学部を卒業後、同大学医学部麻酔科学教室に入局。出向先の平塚市民病院を経て、東海大学医学部麻酔科に帰局。講師、教授に。学会活動にも積極的に従事し、2015年には日本臨床麻酔学会学術集会会長を歴任。他にも麻酔関連学会の会長を多数行う。また、東海大学病院副院長も経験し、医局運営や学会の在り方、大学病院の経営など、1つの大学を勤め上げた経験豊富な麻酔科医師。

高木　俊一　医師

日本大学医学部麻酔科学系麻酔科学分野　診療教授

学歴・職歴

1992年　聖マリアンナ医科大学　医学部医学科卒業
1992年　聖マリアンナ医科大学　麻酔科学教室入局
1998年　聖マリアンナ医科大学　大学院医学研究科（博士課程）卒業
1999年　アルバート・アインシュタイン医科大学、モンテフィオーレ・メディカルセンター麻酔科、米国ニューヨーク
2002年　東京女子医科大学　麻酔科学教室助手
2006年　東京女子医科大学　麻酔科学教室医局長
2007年　東京女子医科大学　麻酔科学教室講師
2018年　日本大学医学部 麻酔科学系麻酔科学分野　診療准教授
2022年　日本大学医学部 麻酔科学系麻酔科学分野　診療教授

所属学会・資格等

一般社団法人日本専門医機構認定　麻酔専門医
公益社団法人日本麻酔科学会認定　麻酔科認定医
公益社団法人日本麻酔科学会認定　麻酔科認定指導医
一般社団法人日本ペインクリニック学会認定　ペインクリニック専門医
厚生労働省認定 臨床研修指導医

専門分野

筋弛緩薬、静脈麻酔、産科麻酔

聖マリアンナ医科大学医学部卒業後、同麻酔科学教室に入局。米国ニューヨークのアルバート・アインシュタイン医科大学、モンテフィオーレ・メディカルセンター麻酔科留学を経て、東京女子医科大学麻酔科学教室に入局、同教室の医局長、講師を経て、日本大学医学部麻酔科学分野診療教授に就任現在に至る。3大学を渡り歩いた経験豊富な麻酔科医師。

田中　里佳　医師

順天堂医院 足の疾患センター センター長
順天堂大学大学院医学研究科 再生医学 主任教授
順天堂大学医学部 形成外科学講座 教授

学歴・職歴

2002年　東海大学医学部 卒業
　　　　東海大学医学部附属病院 外科系 臨床研修医
2004年　東海大学大学院 医学部医学研究科 基盤診療学系再生医療科 専攻
　　　　東海大学医学部外科学系形成外科 入局
2006年　米国 ニューヨーク大学 形成外科学教室 留学
2008年　東海大学大学院にて医学博士の学位取得
　　　　東海大学医学部外科学系形成外科 助教
2011年　順天堂大学医学部 形成外科学講座 助教
2012年　順天堂大学医学部 形成外科学講座 医局長
　　　　順天堂大学医学部 形成外科学講座 准教授
2017年　順天堂大学医学部 形成外科学講座 先任准教授
2020年　順天堂大学大学院 医学研究科 再生医学 主任教授
　　　　順天堂大学医学部 形成外科学講座 教授（併任）
　　　　順天堂医院 足の疾患センター センター長

受賞歴

2007年　Plastic Surgery Research Award
2008年　星医会最優秀論文賞
2012年　日本創傷治癒学会奨励賞
2013年　Diabetic Limb Salvage Conference 優秀ポスター賞
2016年　日本医師会医学研究奨励賞
2020年　東京都医師会医学研究賞奨励賞
　　　　Wound Healing Society 医師賞

東海大学医学部を卒業後、同大学医学部形成外科に入局。留学し、米国ニューヨーク大学形成外科へ入局。帰局後医学博士の学位を取得。その後、順天堂大学医学部形成外科学講座へ。医局長、准教授を経て、現在では、順天堂大学大学院 医学研究科 再生医学 主任教授、形成外科学講座 教授（併任）順天堂医院 足の疾患センター センター長に就任している。また、学会活動も積極的に行っており、第4回日本フットケア・足病医学会年次学術集会会長、第26回日本再生医療学会学術集会会長を予定している。臨床・研究・教育全てにおいて、女性医師の可能性を示している。

森本　雅太　医師

森本耳鼻咽喉科　院長

学歴・職歴

2002 年　昭和大学医学部卒業
2006 年　昭和大学藤が丘病院　耳鼻咽喉科　助教
2007 年　横浜労災病院　耳鼻咽喉科　医長
2011 年　森本耳鼻咽喉科 開設
2015 年　OMG by doctor L.LAB　開設
2019 年　医療法人　WILL COMMONS　理事長
2020 年　社団法人　磐周医師会　常任理事
　　　　　静岡県医師会　医療政策検討委員

資格

日本耳鼻咽喉科学会認定専門医
補聴器相談医
身体障害者福祉法第 15 条指定医

昭和大学医学部を卒業後、昭和大学藤が丘病院耳鼻咽喉科に入局。神奈川県の中核病院である横浜労災病院の耳鼻咽喉科の医長を経て、静岡県袋井市に森本耳鼻咽喉科を開業。その後、『日本中を美しく健康に』をテーマに、医師・管理栄養士・ベジタブル & フルーツアドバイザーなどのプロフェッショナルによるアンチエイジング (予防医療) を目的とした、LIFE LAB PROJECT、「OMG by doctor L.LAB」を立ち上げと運営を行う。現在では、磐周医師会　常任理事、静岡県医師会　医療政策検討委員と、様々な分野で活躍している。

安岡　直子　医師

四谷メディカルキューブ　麻酔科

学歴・職歴

1997 年　3 月　埼玉医科大学　医学部　卒業
1997 年　4 月　日本大学医学部　麻酔科学教室
2000 年　5 月　相模原協同病院へ出向
2002 年　8 月　東京臨海病院へ出向
2005 年 11 月　日本大学医学部　麻酔科学講座
　駿河台日本大学病院ペインクリニック室長
2009 年　4 月　駿河台日本大学病院麻酔科医局長
2013 年　1 月　日本大学医学部付属板橋病院
2014 年　7 月　JCHO 相模野病院へ出向
2017 年　9 月　JCHO 相模野病院退職・日本大学麻酔科退局
2022 年　4 月　四谷メディカルキューブ　麻酔科　非常勤

所属学会・資格等

日本麻酔科学会　麻酔科指導医
日本ペインクリニック学会　専門医
日本医師会認定産業医

受賞歴

小坂二見賞

埼玉医科大学医学部を卒業後、日本大学麻酔科に入局。出向先の相模原協同病院、東京臨海病院を経て、駿河台日本大学病院麻酔科医局長を経験。その後、結婚、妊娠、出産を経て、医局を退局。その後、非常勤の麻酔科医師として、子育てと仕事を両立するべく、日々奮闘する女性麻酔科医。

目次

女性医師のキャリア

医師を目指すきっかけ

あなたはなぜ、医師を選んだのか

医師としてのキャリアを考える上で、ここで一度立ち止まって思い起こしていただきたいことがあります。それは、あなた自身がなぜ医師を目指したのかというきっかけです。

言うまでもありませんが、医師という職業は誰でも簡単になれる職業ではありません。資格を得るにも膨大な時間と労力とお金がかかります。にもかかわらず、それを乗り越えてまで医師を目指したのはなぜなのか。仮に今本書を読んでいるあなたが医師を目指す学生であるなら、なぜ医師を目指そうとしているのか。そこを改めて考えてほしいと思います。

私自身の周りにいる医師にヒアリングをすると、多くはこのような返事が返ってきました。

・実家が医師の家系だったから。

・地元では神童といわれ、気づいたら医学部にいた。
・幼い頃に医者に助けられ、医師を目指した。
・親族が医師に助けられたのを見て、医師を目指した。
・彼女から医学部を目指そうと誘われた。
・理系にいたら、先生に進路指導で進められた。
・医師になれば儲かると思ったから。
・何となくカッコいいと思っていた。

など……。

代々医師の家系だという家柄が背景にある人や、何かをきっかけにして医師への憧れを抱いた人。あるいは周りから勧められたという人など様々いましたが、「実家が医師家系」「親類に医者がいる」という方が最も多い回答でした。これは、医師全体を見ても比較的多いのではないかと思います。次に多かったのは、「地元では負け知らずの神童で、気づいたら医学部にいた」というもの。医師には、神童が多いのです。あなたはいかがですか?

医師として実家を継ぐ。という選択

「実家が医師家系」という方は、実家を継がなくてはならないという考えがどこかにあります。読者の中にも、そうした背景をお持ちの方がいるはずです。そうした場合は、親の年齢や診療科を見ながら、自分のキャリアを考えているということもあるでしょう。

現に、「実家が整形外科だから、整形外科を選びました」という人や「自分が40歳の時に親が70歳だから、それまでには開業できるスキルをつけなくては」と仰る方は非常に多いです。

ちなみに、私の妻の実家は、曾祖父が内科、祖父が産婦人科、父が小児科、兄が整形外科と現在4代目ですが、すべて異なった診療科という非常に珍しいパターンかと思います。それでも、実家を継いで、同じ場所で標榜科目を変えてからも4代まで来ていますので、実は親の診療科に引っ張られる必要はないのかもしれません。ただ、診療科が変わると、患者さんの層が変わりますので注意が必要ですが、それも地域に密着した医療を提供できれば、高い壁にならない可能性も十分にあります。

医師家系に生まれるということは、自分だけでなく自分のご子息も医師を継がせるという考えも出てくるでしょう。子どもを医学部に行かせるために、幼い頃から幼児教室に通わせ、幼稚園受験、小学校受験の経験をされ、小さいころから医学部受験をどこかで考えながら、生活の組み立てをされていることと思います。

私の妻の実家も開業医ですから、息子は幼稚園受験と小学校受験をして、（親が）医学部を目指すという家庭になっています。本当に幼稚園受験、小学校受験は、毎日親子共々つらい日々でしたが、良い経験になりました。

医師である両親の背中をみて育った　―安岡直子先生の場合―

――安岡先生は、実家が代々医者でいらしたんですよね。医師を目指したのは、そういう背景が影響したのでしょうか。

安岡：はい、実家は代々医師です。私が医師を目指したのは、私が理数系が得意だったというのもありますが、兄弟も医学部進学というのをすでに子供の頃から決められていたように思います。仮に医師にならずとも、理数系の学部、例えば薬学部とかも高校生ぐらいの頃から考えていました。ただ、学年が上がっていくにつれ、将来を見据えたときに薬剤師は将来働くところが狭まりつつあるというのがもう示唆されていました。そういう背景に加えて、親も医学部進学を望んでいたので。あとは、その学校に推薦がきていたというのも大きなきっかけの一つではあるかなと思います。

――実家が開業医というところでいえば、例えば幼い頃からこういうようなことを受けて身近だったみたいなことはありますか。

安岡：中学生ぐらいのときから受付を手伝ったりとか、直接的な関わりではないものの、レセプトを集計する手伝いなどの間接的な手伝いはありました。そういう意味で、医師は身近な職業でした。実際に、医師を継がなきゃいけないなと思い始めたのはもう少し成長してからですね。

私の家系は、私で4代目なのですが、初代で医師になった曾祖父たちがものすごい苦労をして医者になったという話を聞いていたので、医学部進学への環境面や金銭面など、支援してくれる環境がすでに整っている人は続けるべきじゃないかとも思うようになりました。特に、祖先の遺志を継ぐというのを高校生ぐらいのときに考えたのは大きかったと思います。

加えるなら、実家が開業してるということで、緊急の電話をたまたま取ってしまうことがありました。休日でも関係なく、患者さんの切迫した状況に小さい頃からすごく触れていたんです。またそれに対して父が丁寧に受け答えしていた記憶もあります。医者という存在は、少なくとも人より身近に感じられる環境にあったのではないかと思います。

一般家庭から医師を目指す。という選択

さて、先ほどは医師家系の場合についてお話しましたが、当然本書の読者の中には医師家系ではない方もいらっしゃると思います。医師家系以外の方の医学部進学率は、統計で見ている訳ではありませんが、最近増えてきたのかな、という印象があります。

現在では「医学部に入るにはこれくらいの勉強が必要だ」「自分のやりたいことを実現するには、この大学が適している」といったような求める情報は、調べればすぐに、大量に手に入ります。情報が得られるようになったことで、どのような職業が、自分の人生に有利に働くのかが、わかるようになりました。

しかし、インターネットが普及する前は、ほとんどの人が、そういった情報を手に入れることができませんでした。ですから、一般家庭に生まれた子どもたちにとって、医学部

に進学することや医師になることというのは、非常に遠い世界の話だったかと思います。また、医学部の学費も、一般的なサラリーマン家庭では払う事がむずかしいため、医学部という選択肢はほとんどなかったのではないかと思います。また、比較もできないので想像することも出来なかったのではないかと思います。私が小学校時代、友人に医者の息子がいましたが、県道の横に建つ大きな一軒家に住んでいて、テニスコートがあり、凄いなと思いましたが、年収やどんな生活しているのかなどは全く分かりませんでした。

それでも、一般家庭からの医学部進学が増えてきたのは、日本経済の停滞、インターネットの普及、進学塾の考え方の変化、などに原因があると思っています。

１９７０年代の当時の日本は、高度成長期の真っ只中で経済は右肩上がり。工業の全盛期でもあり、大学の学部としては、理工学部、工学部が人気でした。理系のトップ高校生は、理工学部、工学部に行って大企業に就職、エンジニア、研究者になり、モノづくりの第一線で働くのが、多くの人の夢だったように思います。

これらは、よくよく考えてみればごく当然のことで、大学に行く理由の多くが「就職のため」だからです。「より有名な大学」よりも、「より就職に有利な学部」が選ばれていたからでしょう。ちなみに私自身が学生の頃は、最も人気の高かった職業は、エンジニアと公務員でした。中でも理系でも物理が出来る生徒は神童として扱われていたと記憶しています。

私の所感はそんなところですが、他の医師の先生はどうなのでしょうか。

医師になるきっかけは ”誘われて“ ―入駒慎吾先生の場合―

――入駒先生は、現在医師のほかにも、株式会社 LA Solutions の経営者としてもご活躍です。まず、ご経歴に沿って伺っていきたいのですが、そもそも島根医科大学に行こうと思った理由から伺えますか？

入駒：はい。実は、本当は一橋大学に行きたかったんですよ。医者になりたいという気持ちも全くなくて、どちらかというと経営に興味がありました。ところが、浪人時代にできた彼女が医学部志望で、「一緒に医学部に行こうよ」と言われて。

――それで医学部に行かれたんですか？

入駒：慶応の商学部と島根の医学部を受験して、慶応に合格したらそっちに行こうと考えていました。そのときも、医師になりたいわけじゃなくて、単に引っ込みがつかないから気合いを入れて受けただけ。でも、合格したのが島根医大だけだったんです。

――先ほど、なんとなく、かっこいいとか、モテそうだと考えて医師になる人もいると挙げたばかりです（笑）。

入駒：確かに、学生の頃は、青春を謳歌するという意味では、そういう理由が実は多いのかもしれませんね。その他に、理系で成績がいいと進路指導の際に先生から勧められるというのもありますね。

――ちなみに先生は、時代的に就職氷河期の世代ですか。

入駒：僕はバブル崩壊後卒業組です。青田買いされなかった世代なんですよ。会社の方に学生が飲めや歌えの接待を受ける時代ではなかったんですよね。1970年代って高度成長期真っ只中で、大学の学部で人気があったのは、理工学部とか工学部で、卒業後に大手のメーカーに入るっていうのが王道だったんですね。医学部に行くっていう選択肢はあまり王道ではなくて。イメージはなかったんですけど、例えば経済が悪くなってくると、医師は経済的に安定している職業だという風に見られて勧められるのかなという気がしているのですが。

戦後からの復興の段階で、それどころじゃない時代というのは、医者になるとかじゃなくて、いわゆる経済成長で成長した工場系に入るのがよかったですよね。現場じゃなくて上から入るというのがもてはやされたと思います。でも、ある程度それが落ち着いたところで、普通の学部に行くサラリーマンのお子さんが医学部に行くという流れができたと思います。そのあと、平成不況で医学部の偏差値が上がっていったと思います。

――なるほど。実は本の中でも伝えているのですが、一般家庭の人が医師を目指すことはなかなか考えつかなかったですよね。特に学費の面で私立の医学部は無理ですよね。

入駒：はい。私立の医学部はかなりキビシイと思いますよ。僕も考えたことすらありません。

とにかく社会から求められる人になりたかった　―今井政人先生の場合―

――今井先生が医師を目指されたきっかけは何だったのでしょうか。

今井：私の実家は新聞販売店を営み、小学校1年生から新聞配達をしていた時期もあります。親戚の中にも医療従事者がいなかったので、子供の頃、医師になろうと考えたことはありませんでした。最初は、人類の知の地平線を広げたいと思い、理論物理の研究者になろうと考えていました。しかし、浪人中に迷いが生じた為、進学を取りやめて自分を試すために北海道佐川急便に就職をしました。お恥ずかしい話ですが、当時は人生を舐めていたというか生意気だったのだと思います。そこで働きながら、どうしたら人々の役に立てるのか、そういうことを真剣に考える毎日でした。ちょうどその頃、マザーテレサの言葉に出会い感銘を受けました。彼女がすごいことを言っていた。

『私は何も特別はことをしていない。まず自分のことをして、自分に余力があるときに隣の人を助けていった。それを積み重ねただけだ』と。

その言葉がすごく響きました。特別な才能のない私でもこれならできるかもしれない。その時に真っ先に思い立ったのが医者という職業でした。今となってみれば、どんな仕事でも社会の役に立っていることがよくわかります。しかし、当時のまだ若かった私は、医者が一番分かりやすく社会の役に立てる仕事だと思いました。それで医者になろうと奮起して、生まれて初めて本気で勉強したという経緯です。

——なるほど、先生が外科を選んだ理由は何だったんですか？

今井：医者になるのであれば、目の前で自分の親が倒れたときに何かをしてあげられる医者になりたいと考えました。そこで、治療の手段のみならず、全身管理という意味で外科を選びました。私なりに、立派な外科医になる方法を模索するため、大学4年生のときから夏休み等を利用し、北海道から東京に出てきて友達の部屋に転がり込みながら、虎の門病院の秋山先生のところで研修を受けました。

秋山先生というのは、食道癌の手術では世界トップであり誰もが知る外科医でした。40歳台前半に虎の門病院に就職するまでは、東大に無給医として在籍していたとのことでした。無給といっても、週に1回は助手として日当がもらえたとも仰っていました。

ただ、そういう身分だからこそ自由にできることがあって、当時食道癌手術を手がけられている多くの先生のところで手術の見学をさせてもらったそうです。そして、手術が終わった後に先生たちと一緒に風呂に入り、そのときの手術の内容とか日頃疑問に思っていることを話されていたそうです。

一人前の外科医になるためには、研修先はどこでも良いので、そこでしっかりと外科の基本技術を身につけ、その後に多くの手術見学をする中で、自分のやり方とどう違うのか等その都度頭を使うことが肝要であるとのお言葉を受けました。また、「その歳まで無給だったことも、今の自分を作っているんですよ。」とも話してくれました。人柄も抜群に素晴らしく、技術も最高の外科医でした。私が研修中も世界中から手術見学者が来ていました。秋山先生のご著書である『手術基本手技』は、1975年に書かれたものですが、今でも私のバイブルであり宝物です。

親族が医師で、身近なところに医療関係者がいた　――森本雅太先生の場合――

――医師になった理由はどこにありますか？

森本：僕の場合、叔父が耳鼻科医でした。地域に貢献している医師で患者さんに非常に信頼されている姿を見てかっこいいなぁって思ったのが始まりです。また、母が看護師で、医者はやりがいがある仕事だからと勧められていました。

さらに、大好きだった祖母が亡くなる直前のことなのですが、僕は当時医学部受験を控える高校生だったんです。そのとき、本当は僕に治してほしかったと涙を浮かべて言ってくれたことがあったんですね。その後、祖母は亡くなったのですが、医者になって祖母のような患者さんを治す医師になりたいと思うきっかけになりました。

――その後、耳鼻科を目指されています。耳鼻科を選んだのはどういった理由があったんでしょうか？

森本：叔父が耳鼻科医だからということもあったのですが、学生のときにいろいろな診療科を見ていく中で、自分で診断し治せる科で手術のある科に進みたいと思うようになりました。

外科ですと、内科で診断された患者さんが外科に回ってきて手術をするケースが多いと思いますが、耳鼻科は自分で診断し手術を含めた治療まで完結できる。それがすごくいいなと思っていました。

それから、五感に携われるのも魅力でしたね。（耳鼻科では聴覚・嗅覚・味覚）五感は生活の中でＱＯＬにすごく影響します。命だけでなく生活が豊かになることに関われるところで、耳鼻科にすごくやりがいを感じたんです。

自分の価値を高められる職業に就きたかった　—田中里佳先生の場合—

——医師を目指した理由について伺えますか？

私は幼い頃、裕福に育ったんですが、ある時からそれができなくなってしまったんです。

その経験から、お金の価値や自分がこの世に生きていることの意味、そして何のために働くのかについて考えさせられました。

いろいろ考えた結果、お金ではなく自分の存在が世の中のためになれるということがすごく大切なんじゃないか、自分に価値があることの方が（お金があるよりも）大事なんじゃないかと思ったんです。それで、付加価値を持てるような職業につきたいと思いました。

——それで、職業として、医者を選ばれた？何かきっかけがありましたか？

田中：私は当時アメリカの学校に通っていたんですけど、アメリカというのは、ボランティアをしないといい大学に行けないんですよ。アメリカでは、ボランティア活動が内申書に響くんですね。そこで、病院で日本語しか話せない患者さんの通訳をしたり、子どもたちのクリスマス会を開いたりしていました。

そこでお医者さんを初めて身近で見る機会があって。すごく尊敬されてるし、すごく頼られているのを見て、「医師という仕事はすごいな」という憧れを持つようになったんです。

それからもう一つ、高校で解剖学の授業があって、実際に授業で猫を解剖したんですが、すごく命の神秘を感じたんです。

「どうやってこんなものが作られるの!?」と思って、生物学的、科学的にすごく興味を持ったんですよ。そこで、数学や物理よりも、生物学や解剖学という学問が自分には向いているなと思った。そういった要素があって、医師を目指すことに決めました。

キャリアを考えるということは、自分の人生そのものを考えることと同義になります。自分の人生を考えていくというのは、それほど簡単なことではありません。なにせ、未来などわからないのですから。自分の下した選択が正しかったのかどうかを客観的にはかる指標のようなものも存在しないわけです。そう考えると、決断を下していく上で根幹を支えてくれるのは、やはり医師を目指したきっかけや、自分の中に秘められていた想いのようなものが大切になってくると考えています。

医師というのは、さまざまな誘惑や囁きが多くつきまとう職業だと思っています。簡単にはなることのできない職業だからこそ、他人の羨ましさや嫉妬のようなものも受けることがあるでしょうし、裕福なのだろうと思われて、そそのかされることもあります。そうした誘惑や囁きに乗ってしまうのも、一度しかない人生だからそれでよしとする人もいます。でも、たった一度しかない人生だからこそ、表面的な物や物質的なものだけに振り回されず、自分自身の本質、本音のようなものに気付いて、それを判断・決断の指針にしてほしいと思っています。

キャリアはどこから変化する？

大切にしてほしいのは医師としての在り方

前章の最後には、キャリアを考えることは人生を考えることに繋がるとお伝えしました。医師になる前は誰でも、ある種の使命感であったり期待であったり、さまざまな想いをそれぞれ抱えるのだと思いますが、抱えているその使命感や期待をどのようにキャリアとして実現させていくのか。それをどれだけ真剣に考えるかによって、その人の医師としての人生の輝きは変わってきます。

医師の一生というのは、多少の個人差はあれど、おおむね〝大体こういうものだ〟という大きな流れがすでにできていると思います。これは他の職種にはない、医師ならではの特徴かもしれません。だからこそ、キャリアを真剣に考えることは大事だと思っています。高額所得が得られるからと、キャリアについて考えず、今いるところで安心しきってしまう人もいます。

でも、何も考えていないと、あっという間に時間はすぎてしまうものです。時間が経ってからしまったと慌てても、時間は巻き戻せません。

ですから私は、キャリアについては将来が頭に浮かんだらすぐに考えておくことをお勧めしています。早いうち、例えば大学で勉強している間でも大まかなキャリアプランは考えておいても良いと思います。先ほどもお伝えしたように、医師の一生の流れというのは、すでに大きな流れがあるものだからです。

未来の自分がどんな道をたどるのか、予測もできない。

しかし、医師などの強い国家資格を持っている方に限ってはそうではありません。ある程度パターンがあるので、予測が立てやすいのです。ですから、早いうちから計画を立て、戦略的に進めていくというのが良いということです。

理想のキャリアは、自分だけの力ではつくれない

大切にしてほしいのは医師としての在り方とお伝えしましたが、早いうちから計画を立て、戦略的に進めるとはどういうことでしょうか。

ここで少し、実際にお会いした開業医の方の話を紹介したいと思います。

その方は、継承でうまく費用をかけずに開業したものの、患者さんが少なく困っているというご相談でした。私が実際にクリニックに伺ってみると、なぜ患者さんが少ないのか一目で分かりました。まず、内装が古く、清潔感がありませんでした。昔からあったクリニックを引き継いで使っていましたが、必要なメンテナンスがなされていないようでした。メーカーさんからの紹介でお話を聞きに行ったのですが、

「自分は腕が良いから患者さんは来るはずだ」

「大学病院時代は名医と呼ばれていた」

など、本来私がお伺いした目的が何だったのか、わからなくなるようなお話を終始されて、結局何らかの対応をすることはありませんでした。

時々、開業さえすればうまくいく、美味しいM＆A案件がとれたからOKだろうと考えている人がいらっしゃいますが、それは誤解です。先ほどの方も、臨床医・手術をする医師としての腕は良いのかもしれません。ただ、自分の考えが最も正しいという気持ちが強すぎると、周りの意見を聞かなかったり、情報を収集する方法や手段などが狭くなっていったりしてしまいます。また、そうした態度が続けば、周りの方々も意見しづらくなります。

今、開業医は競争も激しくなってきていますから、皆必死です。

セカンドオピニオンも当たり前になってきましたし、インフォームドコンセントを求める声も高まっています。その結果、これまでよりも一層丁寧に患者さんによりそい、症状を細やかに説明する、コミュニケーション能力の高い医師が増えましたし、医療サービスを向上させ、より患者さんに求められる様に皆さん日々努力をしています。

加えて、例えばクリニック内装についても、清潔感があり患者さんが安心して過ごせるようにと工夫されています。それを考えれば、古い体制のままのクリニックに患者さんが集まらないのは当然です。

でももしこの方が、早い段階から開業を視野に入れていたならば、こういった市場の基本的なリサーチは、開業前に済んでいたはずですし、正しい情報を聞き入れる耳も養っていけた可能性も高いと思います。

開業ではなく大学病院や市中病院に勤務する場合でも、キャリアプランは考えておくべきです。勤務医には定年がありますから、定年後に医師として臨床の現場に立ち続けたいのか、それとも研究や教育に携わりたいのかによっても、キャリアプランは大きく変わってくるからです。

避けたいのは、定年間近になって慌ててどうするかを決めることです。年齢を重ねるにつれ、当然ながら若いときに比べて選択肢が減ってしまいます。今までのキャリアがあるからすぐに再就職先が決まるだろうと言う人もいますが、それが通用するのは若いうちか、よほどの功績を残せたときだけだと心得ておいた方が良いと思います。

また、仮にキャリアが描けたら、それを実現するためには自分だけでなく周りの力も必要です。そのことを理解し、きちんと自分の味方になってくれる人を増やしておくことを忘れないようにしてください。

これは、実際にお会いした医師のお話ですが、同世代の医師から「父（医師）が引退するのですが、再就職先が見つかりません。プライドもあるから、他の人にも中々言えていなくて、安岡さん、どこかありませんか？」とご相談を受けました。よくよくお聞きしてみると、当時、医学部の現役の教授でした。そのような肩書があっても、実際は、再就職先が無いという現状があるのです。

医師免許は更新制ではありませんし、ほぼ、失効することもありません。そのため、生きているうちは、現役医師です。日本の高齢化が進む中、より良いポジションは先輩医師によって埋められており、その様な現状がある事を知っておいていただければと思います。

その先生が現役時代にやっておかなくてはならなかったことは、もちろん大学の本分である、臨床・教育・研究かとは思いますが、それらの要素を使って、自分の今後のキャリアを見据えた、病院や人間の関係性作りになるのかと思います。

それは、先生方の人生を豊かにすることにもつながります。

現役時代に、自分の考えに合う病院かそうでないか、自分の考えに合う人間かそうでないかを調べる時間が取れ、更に現在の地位などから、自分が思っている様にその先までコントロールすることができる可能性があるからです。

更に、引退間際になって、慌てて仕事を探そうとしたら、手ぐすねを引いている悪い業者につかまってしまう可能性もあります。

選べる時間があるときに、人を観察し、選んでおくことが重要になるのです。

ちなみに、私が23歳~30歳の頃、MR時代にお世話になった先生方が何人もいます。研修医時代から、ずっと知っている先生方です。今のDEPOCという会社を設立してから、仕事と呼べる仕事を一緒にやったことは無い方々も多いですが、私という人間を知っている先生ばかりです。

先生方は、私の事をよく知っていますので、何かあったら相談に来たり、メールをもらったり、電話をもらったり、ＳＮＳで連絡が来たりと、当時から20年以上経っていますが、今もまだしっかりと関係が続いています。

中には、バシバシと人間関係を切っていく人もいますが、ゆっくり時間をかけた人間関係作りをして、味方を増やしておく。それが大事とも考えています。

医師の一般的なキャリアマップ

次にここでは、医学部を卒業した後に医師がどのようなキャリアを進んでいくのかについて大まかですが見ていくことにしましょう。医師であれば、皆さん知っている事ですの

で、おさらいです。こうすることで、改めて自分が、キャリアのどの地点にいるのかを再確認していただけると思います。（図1）

<table>
<tr><th colspan="2">大学病院</th><th>一般病院</th><th>医院</th><th>企業</th><th>起業</th></tr>
<tr><td>病院長
経営層</td><td>教授</td><td>病院長
経営層</td><td rowspan="5">開業医
（院長）</td><td>社長
役員</td><td rowspan="7">代表
取締役</td></tr>
<tr><td colspan="2">准教授</td><td>部長</td><td>部長</td></tr>
<tr><td colspan="2">講師</td><td>医長
科長</td><td>課長</td></tr>
<tr><td>助手</td><td>大学院生</td><td>医員</td><td>係長</td></tr>
<tr><td colspan="3">専攻医</td><td rowspan="2">一般社員</td></tr>
<tr><td colspan="4">初期研修医</td></tr>
<tr><td colspan="5">医学部（医学生）</td></tr>
</table>

図１ キャリアイメージ

（1）医学部卒業、初期研修2年間

初期研修は、大学病院以外にも受けられる施設があります。初期研修でもある程度希望する科を絞り込みますが、後期研修に備え、いろいろな科を回りながらさらに希望を絞り込んでいきます。初期研修が終わったら、開業することもできます（個人的には、この時点での開業は賛成できませんが……）。

現在の新医師臨床研修制度では、初期研修期間は2年間で、初期研修後に専門科を決定します。初期研修1年目に、内科6カ月、外科3カ月、救急・麻酔科3カ月の研修を行います。2年目に、小児科、産婦人科、精神科、地域保健・医療を各1カ月研修して、残りの期間は選択した科で研修します。研修は各臨床研修病院単位で、マッチングは初期研修医と各臨床研修病院の間で行われます。現状、卒業生数に対して、過大な募集定員数となっていることもあり、症例数の多いところや相対的に条件の良い病院など大学病院以外の病院を選択するケースが増加しています。

（参照元：厚生労働省ホームページより https://www.mhlw.go.jp/shingi/2009/03/dl/s0311-5f_0030.pdf）

（2）専攻医（後期研修医）

初期研修が終了すると、後期研修医の期間が通常3－4年間待っています。ここでは、初期研修で絞り込んだ希望の診療科目の研修をさらに専門的に学んでいく期間になり、希望する診療科目がある医療施設を探します。以前はその施設毎に研修期間が違っていました。

この後期研修医は、2018年の「新専門医制度」によって名称変更があり、現在では専攻医と呼ばれていますが、後期研修医と同じだと考えていただいて構いません。

（3）専門医

医学部受験、医師国家試験、の次に大きな試験というとこの試験となります。医師になったら専門医を取ることが次の目標になる方が大半です。本格的なキャリアのスタートはここからと考えていいでしょう。ただ、専門医になったとしても、臨床経験をさらに積むことが必要な場合が多いので、さらに知識や経験を深めていく必要があります。転職や開業は、現実的にはその後の段階といえます。

このくらいになってくると、自分の進路について本当に真剣に考え出す医師が増えます。大学病院の講師になるか、関連病院に行くか……。具体的な選択肢が浮かぶようになっていきます。

一般的に、医師を目指して医学部に進学した後は、できるだけ早いうちからキャリアプランを考えておきたいものです。具体的には、医師のキャリアの選択肢としては、大きく分けて5つにわかれると思います。

1つは、大学病院、2つめに 市中病院、3つめは開業、4つ目は起業、5つ目は一般企業に就職、など・・・という選択肢があります。

では、医師になってからのキャリアプランは、いつから考え始めればよいのでしょうか？

医学部を卒業して、初期研修に入る段階で、選択する診療科が少し絞られます。この段階で、まずはある程度どの診療科に研修に行きたいかを決めておく必要があります。

診療科は細分化しており、30科以上ありますから、しっかり自分のやりたいことや目指す医療が何かということを固めておかなければ、なかなか決めづらいのが実情です。

その為、「自分のやりたいこと」ではなく、外部のバイアスによって決められてしまうことが多い気がしています。

・実家が○○科のクリニックを開業しているから
・部活の先輩に誘われたから
・彼氏、彼女と同じ医局に（別れたらどうするのでしょうか・・）
・研修先の先輩が優しかったから

など。

研修医になってから選び始めよう、というのでは少し遅い気がしています。医学生5―6年のポリクリ時代にある程度の目星を付け、初期研修医の時に、気になる診療科・病院で研修を受け、後期研修医時代に、今までの確認作業を終えて入局していく流れが、より良いキャリアづくりになると思っています。更に、学生や初期研修医時代に、先輩医師に色々な事を聞くのも良いと思います。自分のキャリアの修正が早い段階で、できるからです。もちろん、私にご連絡いただいても大丈夫です。

実際にどのようなタイミングで何が起きるのかは偶発的でもありますから、最初からガチガチにキャリアプランを固めることは難しいかもしれません。そこで、最低限決めておきたいのが、診療科と最初にどのルートに進むのかということ、それから、ざっくりとした将来設計です。特に、将来的に開業を目指しているのなら、早い段階から開業を視野に入れた動きをしていく必要があります。開業すると経営者となるため、医師のスキルとは別に、起業家・経営者としてのスキルも必要になるからです。

学閥ってあるの？

さて、自分のキャリアプランを考える上で、医局に入るという選択肢を考える人も当然いるかと思います。医局といえばすぐに浮かんでくる事というのが、昔から言われている「学閥」です。

学閥って今でもあるのでしょうか。

有名な学閥には、慶応大学の三田会、東京大学の校友会などがありますが、最近は、有名高校の学閥などもあります。開成、筑駒、慶應、灘・・・といったところでしょうか。学校以外には、部活でもあります。ラグビー部、相撲部、サッカー部、など、部活で成り立っている派閥もあります。

学閥が生まれる背景としてはさまざまありますが、同じ出身だと仲間意識が強く、同じ釜の飯を食べてきた仲間、生活圏や考え方のプロセス、出身の確認や取り巻く環境の確認、本人や家族の信頼度などから団結力が生まれ、それによって困難に打ち勝つパワーを発揮したり、より良い方向へ進んだりします。

私は、東京農工大学農学部の国立大学の出身ですが、ほとんど学閥が無く、先輩後輩、同期のつながりが希薄だったため、学閥への憧れがあります。もう少し学閥のある高校や大学に行ったら、自分が困ったときに助けてくれる環境にあったのかな、ビジネスを助けてくれる仲間がそこにあったのかな、などと考えてしまいます。

また、医学部に入り医師になると、学生から将来社会人になり、死ぬまで医師を続ける人が圧倒的に多いですから、学生時代の仲間や先輩後輩と一緒に人生を歩むことになります。仲間を作り、人生を歩むうえでは、学閥は身近に助けてもらえる拠り所になると思います。

ただ、現在では、医学部を卒業し、他の大学や病院で初期研修を受ける医師も増えてきています。そうなると、他大学の派閥が壁になってしまう可能性も高いと思います。
自分が将来何をどこでやりたいのかによって、研修先や勤務先を考える一つに学閥という要素も加えていくと良いのかもしれません。
なんだかんだ言って、学生時代の友人は分け隔てなく、相談できる仲間と思ってよいと思いますので。

仕事には支障はない、だけれども…　―安岡直子先生の場合―

――安岡先生は、卒業が埼玉医大で、その後日大に行かれたんですよね。その際、大学間の違いや学閥といったことについて何か感じられたことはなかったですか？

安岡：そうですね、日大はすごく外から来た人に対してフレンドリーな大学だったので。入局して仕事することに関しては、全く垣根は感じず働くことができていました。

ただやっぱり、学年が上がるにつれて役職がついていくと、自分の大学の人を残したいんじゃないかっていう全体的な何かを感じることはありました。誰もあえて口にしている人はいないけれども、空気は感じるという感じ。

例えば、教授選にしても、やっぱり自分たちの時代の先生を取り立てていきたいんだろうなっていう、なんとなくの空気感ですよ。ただ、仕事する上ではもうほぼ何も感じることなく快適に過ごせる状態です。

時代は変化し続ける。
その上で、自分は
どうすべきか？

医療業界を取り巻く変化について考える

時代の変化とともに、さまざまな業界が変化をしています。
特に近年のＩＣＴ化やＤＸ化の波は、これまでの私たちの生活や仕事のあり方に大きな変化を与えるものです。この流れは今後しばらく続くはずですし、止められるものではないでしょう。こうした大きな変化の波は、現代の人たちを翻弄します。ある人は仕事が無くなってしまうのに、ある人にとっては逆に仕事が増えたりする……。そんな過酷な世の中なのです。

医療業界は一見すると公的な色が強いため、変化は少なそうにも思えますが、実はそうではありません。医療業界も他の業界と同じくこの変化の波に巻き込まれています。ひと昔前に比べると医療業界もさまざまな変化が起こっているのです。では、実際にどんな波がやってきているのか。そして医師がキャリアを考える上で、知っておきたい現代の医師が置かれている状況はどのようなものでしょうか。ここではそうしたテーマについて、いくつか取り上げたいと思います。

マッチングシステムの変化

医師のキャリアを考える際に、私自身が一番大きく変化したと感じるのは、マッチングシステムです。ここでいうマッチングシステムとは、2004年からのマッチングシステムを伴う新医師臨床研修制度のことで、次の3つを目的として始まった制度です。

【新医師臨床研修制度の目的】

①医師としての人格の涵養
②プライマリ・ケアへの理解を深め患者を全人的に診ることができる基本的な診療能力を修得
③アルバイトせずに研修に専念できる環境整備

この制度によって、多くの診療科が必修となりアルバイトも禁止となりました。その後の２０１０年には、一部の地域で医師不足が深刻化し、都道府県別の募集定員の上限が設定されています。医師がどこでも研修できるようになり自由度が増えた分、地域での医師不足、偏在化を修正する為のコントロールがしづらくなってしまったと感じています。

厚生労働省が公表した２０２０年の「医師・歯科医師・薬剤師統計」では、医師の数が年々増えていることがわかります。（図２・図３）

医師の数が増えているのは間違いありませんが、都道府県間で見ると医師数は大きく異なります。（図４）

グラフを見ると、大都市と西日本では医師数は多いのですが、最も少ない埼玉県と最も多い徳島県と比較するとその格差は１．９０倍にもなります。この要因としては、大都市は人口が多いため患者数が多くなるからという理由に加え、研修医を受け入れる大学病院や大規模病院が集中しているということが挙げられています。医師のキャリアを考える上では、希望する地域によっては医師不足による忙しさというのも視野に入れておかなければならないということでしょうか。

図２

	医師数（人）	増減率（%）	人口10万対（人）
昭和 57 年（1982）	167 952	…	141.5
59 （'84）	181 101	7.8	150.6
61 （'86）	191 346	5.7	157.3
63 （'88）	201 658	5.4	164.2
平成 2 年 （'90）	211 797	5.0	171.3
4 （'92）	219 704	3.7	176.5
6 （'94）	230 519	4.9	184.4
8 （'96）	240 908	4.5	191.4
10 （'98）	248 611	3.2	196.6
12 （2000）	255 792	2.9	201.5
14 （'02）	262 687	2.7	206.1
16 （'04）	270 371	2.9	211.7
18 （'06）	277 927	2.8	217.5
20 （'08）	286 699	3.2	224.5
22 （'10）	295 049	2.9	230.4
24 （'12）	303 268	2.8	237.8
26 （'14）	311 205	2.6	244.9
28 （'16）	319 480	2.7	251.7
30 （'18）	327 210	2.4	258.8
令和 2 年 （'20）	339 623	3.8	269.2

図３

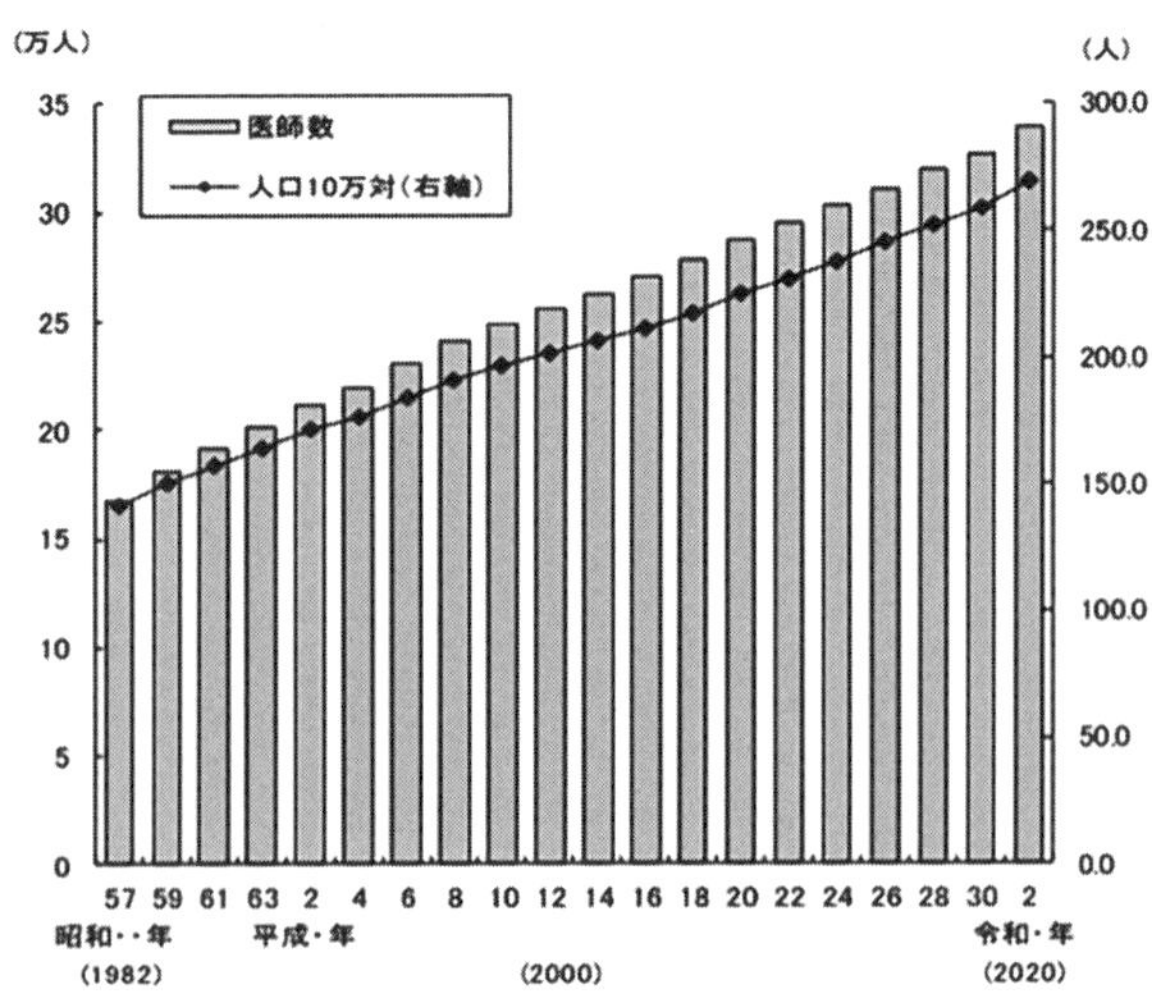

図４　都道府県（従業地）別にみた医療施設に従事する人口 10 万対医師数

令和2（2020）年 12 月 31 日現在

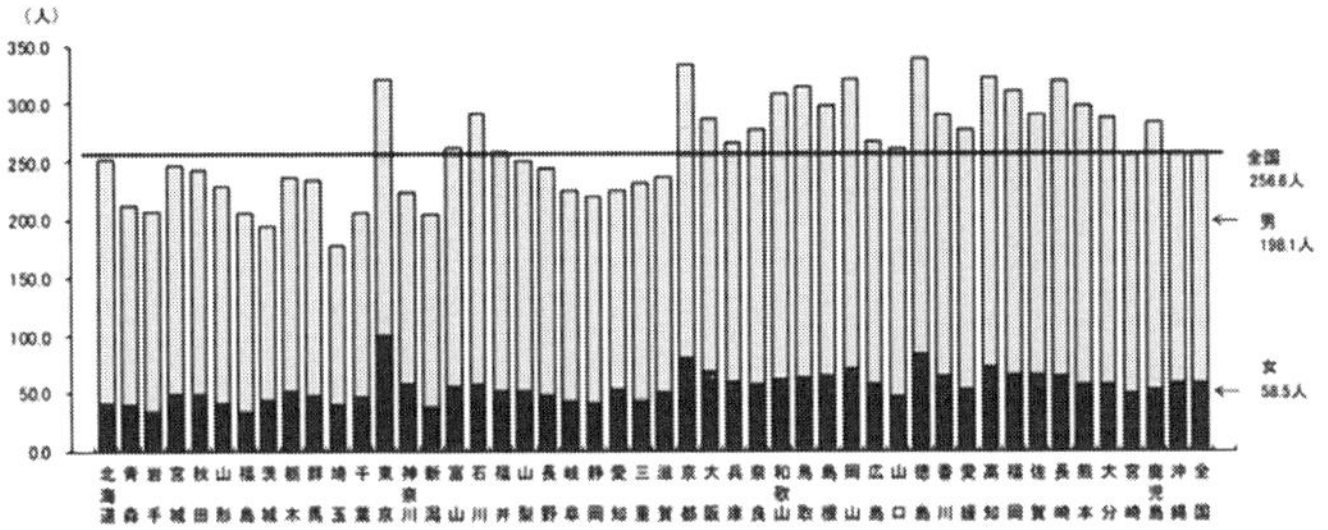

ライフイベントによってキャリアは変わっていくものと理解する

先ほどは、近年で医師の数が増えているといいましたが、その一方で医師不足が叫ばれる診療科もあります。医師のキャリアを考える際に、医師不足という現状を考えるのはとても重要なポイントです。単純に考えると、人数が足りていない診療科を選べば、一生安泰でいられそうに思えます。私としては、その可能性は非常に高いと思いますし、そのようなキャリア形成ができるとも考えられます。

ただ、人生にはさまざまな出来事があり、価値観や求めるものがその都度変わりますから、一生安泰のキャリアモデルのようなものを定めるのは現実的に難しいと考えています。仮に一生安泰のキャリア形成を描くのであれば、医師の偏在化が顕在化している中で、足りない部分を補う形であれば、地域の皆様に必要とされながら、キャリア形成を行えるかもしれません。

例えばこの様な感じでしょうか。

18歳　有名高等学校卒業
18歳　地方国立大学入学
24歳　地方国立大学卒業
24歳　同地方国立大学　初期研修
26歳　同地方国立大学　後期研修　産婦人科入局
30歳　産婦人科専門医取得
32歳　同地域総合病院　産婦人科　医員
40歳　同地域総合病院　産婦人科　医長
44歳　同地域に産婦人科開業
同総合病院と連携し、今後は開業医として、地域の産婦人科の診療を提供していく。

ここで産婦人科医を例に取り上げたのは、近年産婦人科医の不足が叫ばれているからです。

事実、ある病院では医師不足が原因で令和4年3月1日以降の分娩を休止することになり、多くの妊婦が転院を余儀なくされているということが報じられました。このような状況になってしまった原因はどうあれ、産科医が不足しているのは事実。全国でも産婦人科が足りない地域は多々ありますから、20～30年の人口動態をしっかり考えられれば、先ほどのようなキャリアも描けるかと思います。

しかしながら、このようなキャリア形成を最初から描いて医師になることができるでしょうか。学生時代や初期研修時代にキャリア形成を思い描く人は少なくないと思いますが、果たしてどのくらいの医師がその通りに進むのでしょうか？

人生には様々なバイアスがあります。

- 仕事に対する考え
- 年収や休暇
- 結婚・出産・妊娠

・実家のクリニックの継承
・先輩後輩などからの誘い
・新型コロナウイルスなどの環境
・時代の変化
・医師会の考え
・行政の考え

「はじめに」でも繰り返しお伝えしてきたように、時代は常に変化するものですし、その変化に何らかの偏りが生じることもあります。仮に自分でしっかりしたキャリア形成を描きその通りに歩もうとしていたとしても、ライフイベントによって、思いもよらない人生が待っているということも多々あります。それもそのはず。この世の中は、人と人との交わりでできているからです。自分の都合だけで物事を動かすことはできず、大なり小なり他人の影響を受けながら人生は歩んでいくものだからです。

医師のイメージも価値観も変わった

環境が変われば、その中で働く医師たちの価値観にも当然影響があります。また、逆に社会から見た医師に対するイメージも大きく変わってきていると感じています。

妻は小学生のころから父（小児科医）を見ていて、休みも無く、出かける事も無く、患者さんの為にずっと働きつづけている背中を見て、「大変だな……。自分は別の仕事がいいな」と思っていたそうですが、麻酔科医となりました。

現在では、昔のような「激務で責任が重い」というイメージから、「高額所得が実現できる、エリートの国家資格」というイメージが強くなってきているなと感じています。これには、医療系ドラマや、タレント医師がテレビ番組に出てきたことも影響しているのかもしれません。

また、日本の経済の低迷が国家資格の価値を上げていると言わざるを得ません。日本は長らく不況に悩まされています。今、日本の大卒の初任給はわずか20万円前後です。アメリカ合衆国の初任給が約45万円、スイスでは70万円を超えると言われているのに、日本人の所得は残念ながらずっと上がっていません。

大学を卒業し、苦労して入った会社に就職しても、生活が苦しい、結婚もできない……。その上、超高齢化社会で若者の負担は重くなるばかり。その様な世の中で、できるだけお金が稼げる仕事に就きたいと考えるのは当然のことかもしれません。少なくとも医師免許は、日本において最強の国家資格であり、所得が数千万円を超える可能性もあります。「医師」という仕事が注目されてくるのは、当然の流れといえば当然です。

「ブラックジャックによろしく」という漫画をご存じですか?

研修医の主人公を通じ、大学病院や医療現場をリアルに描いた漫画です。かなり熱い漫画なので、私は好きな漫画の一つです。その中では、研修制度のいびつさや医局の不条理さなども描かれており、主人公が大学病院の研修医として得ていた報酬はわずか月額３万円でした。研修医として働いても、月に数万円の収入しかないのでは生きていけません。そのため、当時の研修医たちは、研修先の病院以外の病院にアルバイトを行うなどして、生活費を稼いでいました。

ところが、今は違います。研修医の給与は30~40万円ほどです。規模の大きな病院となると、80万円を超えることもあるようです。変わったのはそれだけではありません。昔は、医学部を卒業した人のほとんどが大学病院の医局に所属していました。市中病院の医師は、医局から医師が派遣する形になっていました。医師が自由に「この病院で働きたい」と思ってそこに就職するのではなくて、医局が人事権を握っていたのです。

しかし研修医制度が変わり、研修医が自分自身のキャリアを選べる時代になりました。その結果、優秀な医師を確保するために、研修医の給与を上げるなどして条件をどんどん上げていきました。そうなると、病院は条件で勝負していく事になります。得られる知識や、技術、診られる患者さんの層などではなく、条件で選ばれるという事は、更に良い条件が出てきたときに、医師不足にも陥ります。

そのため、私は医療機関に対して条件以外の魅力を伝えるために、医療機関のブランディングも仕事にしています。

医局や病院より

・10年ぶりに医局員が入りました。病院見学も増えています。
・マッチングの数がMAXとなりました。
・毎年0〜1人の薬剤師の入職だったのが、2年間で7人、それ以降も見学者が続いています。
・看護師の入職が初めて目標を超えました。

などのお声も頂いています。
詳しくは著「医療機関のブランディング〜集患・増患の秘訣〜」に書いていますので医療機関の経営に関わっている方は参考にして頂ければ幸いです。

変化する中で医師としての幸せは何か?

成功という言葉を取り上げると、キャリア上での成功もあれば、収入面での成功もあります。捉え方はまさに人それぞれです。自分がどのような状態を幸せと思えるのかはそれぞれあって良いと思いますが、医師のキャリアを考える上で大切なのは、知的好奇心と考えています。

ひと昔前は、医者という職業は、今ほど良い職業とは思われていなかったのではないかと思います。その理由は第一に、命を預かる職業であるということです。命を預かる職業だからこそブラックな働き方を余儀なくされることが多々あり、そうやって医師が懸命に働くことが当たり前だと思われてしまっているところがあります。

先ほどの病院の例もそうなのですが、患者さんがいれば昼夜問わず駆けつけなければならないのはやむを得ないことです。それだけでなく、連日何時間もかかるような手術をしなければなりません。それなのに毎日、外来で一日に何十人も患者さんを診なければならず、休む間もない。

・技術は盗むもの
・上の先生がいたら帰れない
・（今でいう）パワハラ・セクハラ当たり前
・無給
・休みなし

など、超体育会系なイメージがありました。白衣は着ているものの、いわゆるガテン系と言っても過言ではないでしょう。労働環境においても、60～70代の先生方からのお話をお聞きすると、少なからず改善されてきていると思います（ただ、現在でも先生方の奉仕によって成り立っている医療機関は多くあると思います）。

研修医制度が変わってからは、人気が高い医局に人が集中するようになりました。人気の医局は、仕事が回り、臨床に余裕ができ、研究ができ、指導ができ、アルバイトに行けて、より良い医局になっていきます。

一方、逆に人気がない医局にはなかなか人が入らず、少人数で当直や業務を回していくため疲弊していき、指導教育・研究などに時間を割くことができず、ますます人気が下がっていきます。今はそんな状況です。

ひと昔前は、医局員や研修医が教授にビールを注ぎにいくのが一般的でしたが、今では教授自ら、医局員や研修医にビールを注ぎにいきます。

「医局に入らない？　医局を辞めないでね」と。

学生時代から神童と言われて、医学部に入ってきた学生が、医局に入った際にさらにそのような待遇を受けたら仕事に対しての考え方はどの様になるでしょうか。つらい、厳しい、大変、など、少しでも自分に不条理、不利、なことがあったら、その場から逃げてしまう、受け止められない、などが出てくるかと思います。そうなると、もう技術の習得、知識の習得が厳しくなってしまったり、上司や先輩からの教えを頂く、という環境もなくなってしまう可能性もあります。

医師を取り巻く状況は常に変化していますが、時代の変化を捉えながらも自分はどのようにあるべきか。それを常に考える方が幸せなキャリア形成に近づけるのではないかと考えています。

知的好奇心を持ちつづけていると、その考えに近い方々が集まってきます。ずっとその領域で頑張っていればもちろん、年齢が上がっていくにつれ、知見も深まりますし、技術や知識も増えます。臨床を一時的に離れたとしても、その領域の興味を持ちつづける事によって、また戻った時に自分はどんな医師なのか証明できると思います。知的好奇心を持つことで、ご自身の医師としての軸を持つことができると考えています。

40歳までに
やって
おきたいこと

40歳という節目

40歳というのは、医師のキャリアを考える上ではある意味節目になるようなタイミングになると思います。というのも、40歳という年齢が人生80年と仮定した時にちょうど折り返し地点になるからです。女性にとっては子どもを持つかどうかを決めるターニングポイントと言えるでしょうし、男性にとってもこの先のキャリアがある程度見えてくる時期です。

体力面で考えても、男女ともにこの頃から「若い頃のように動けなくなった」と、衰えを感じる時期でもあります。

そう考えると、40歳までに積み重ねてきたことが、人生の後半戦を決めていくといっても過言ではありません。ですから私は、40歳という年齢はキャリアの節目になる重要な時だと考えています。

では、人生の後半戦も自分の描くキャリアを実現させるために、40歳までにやっておくべきことはなんでしょうか。それは、決してお金を稼ぐだけに終始することではありません。お金を稼ぐことももちろん大切なのですが、医師のキャリアを考える上では、もっと自分自身の知識や技術を養うために時間や労力を使った方が良いと考えています。学会で発表したり、人脈づくりをしたりということも大切になってくる時期です。

医師のキャリア相談や人材紹介、開業支援の仕事をする中で、日々感じているのは、やはり然るべき時期に大切なことを精一杯取り組んでおくことがその後の自分の人生を支えてくれるということです。ただ、中にはがむしゃらになりすぎて「もっとこうしておけばよかった」という逆の後悔がある医師もいるとは思いますが。

いずれにせよ、何もしないでただ時間を過ごしている人と、何かを考えながら行動に移していく人とでは、将来の結果に大きな差が出ます。では、実際にどんなことを考えながら過ごしていればいいのか。40歳というのをひとつの節目と考えた時に、何をしておけばいいのか。そういった点についても、少し医師たちの意見を伺っておきましょう。

仕事には支障はない、だけれども…　―安岡直子先生の場合―

――40歳までに医師のキャリアを考える上でやっておいた方がいいことって何かありますか。

安岡：若い時に考えておいた方がいいとするなら、一番余裕があるのは大学生のころだと思うので、大学生の時に30代のできれば同じ性別の先生で、色々なタイプの先生を見ておくのが良いと思います。私は女性だから、男性に対するアドバイスとはまた違うかもしれませんが、女性には結婚や出産というライフイベントがついてくるものですよね。

女性の医師にもいろいろな選択をしている人がいて、ずっと独身でいる人もいれば、早いうちに出産して仕事に復帰した人もいる。あるいは、出産を機にそのまま辞めてしまう人。それから、私のように遅めに出産して仕事に復帰しつつある人とか。いろんなタイプの先輩から話を聞く機会があるなら、たくさん情報をインプットして、女性医師としてのキャリアビジョンを描く上での引き出しは持っておいた方がいいと思いますね。

今は昔と違って、病院側も積極的に発信している時代ですから、情報収集はそれほど難しくないと思いますし。働き方をイメージするのも、やりやすいんじゃないかな。実際に働き始めたら、日々が忙しすぎて何も考えられないうちに年をとってしまう。だから、きっちり考えなくてもいいので、イメージだけでも持っておくのは大切だと思います。

特に女医の場合は、やはり子供を産むか産まないかという事はとても大きな問題なんです。今独身で過ごされている先生の中にも、本当は子供を産みたかったという人もたくさんいて、やっぱりそういうモヤモヤを抱えたまま生きている人もいるから。方向性だけでもいいから決めておく。繰り返すようですけど、それが本当に大事だと思います。

――逆にいうと、40までにやっておいてよかったことは?

安岡:遊びと人付き合いはとっても重要だと思います。私はスキューバダイビングにはまっていたのですが、遊びや趣味は人間としての幅を広げるいい機会になります。

勉強はもちろんした方がいいし、技術を磨くことも研究も全部大切なんですけど、やっぱり結婚や出産があると、人付き合いをする機会はグッと減るんです。スキューバダイビングの仲間に医師以外の方が多いので、考え方の幅が広がりました。いくら仕事が忙しくても合間を縫って異文化交流はやっておくべきだと思いますね。

40歳までにやっておくこととして、遊び、というのも出ましたが、とにかく若いうちに、自分の将来のキャリアについて方向性だけでも決めた方が良いということでした。先のキャリアを描くことの大切さについては、今井先生も同様におっしゃっています。

若いうちに、さらに先を考えた方が良い　―今井政人先生の場合―

――キャリアについて今と昔で違う印象を受けることはありますか。

今井：私が医学部に入った頃は、医者になろうと考える人たちには多様性があったというか、偏差値エリートだけでは決してなかったと思います。40歳を過ぎてから入学した人、大学を複数出ている人などが普通にいました。司法試験受験生から医者に転向した人や、牧場で働いていたけれど医者になろうと奮起して入学した人等、さまざまなバックグラウンドを持った医学生がいました。しかし、今はそうではなくなってきているようです。当時も勿論ある程度はそうでしたが、学力が高いから医学部に入るという人がより増えている様に感じられます。

――そうすると、似たような人しか周りにいないわけですね。

今井：そうですね。研修期間も同じ環境かもしれません。今の先生方は自分で研修先を探すことができます。「こういう専門医になりたいから、こういう病院で中期研修を受けたい」という感じで、中期研修の研修先を決めていく。早い先生だと、30代中頃には一つ二つの専門を持てるくらい、最も効率が良いと思われる方法で研修ができる環境がある。それはすごく良いことで、うらやましいとも思います。ただ、同質の人しかいない世界の中で育ってしまうと、その世界から逸脱できないとも感じています。

――多様な考えを得られるチャンスが少なくなるわけですね。

今井：そういうのは、少し可哀想に思います。現在は、自らさまざまな道を模索出来る時代です。自身の心掛け次第でどのようにでもキャリアを構築していけるのですから、伸びしろは無限大のはずです。

若い外科医は、症例数が多く、さらに給料も良いところで研修を受けたいと考えるのは当然です。しかし、そんな旨い話はそう多くありません。私は、給料が少なくても良いので、症例が多く、朝から晩までしっかりと技術指導を受けられるところで勉強をしたいと思っていました。しかし、医局人事はなかなか希望通りにいかないわけです。手術なんか一つもないような田舎に、1人ポンと飛ばされたりする。あるいは、ある程度手術はありますが零細な病院の為、患者を診る以外の仕事が非常に多いようなところに派遣されたりもします。これが良くも悪くも医局人事のダイナミズムであったと思います。

そのような中で、不平不満を言って過ごす人もいれば、派遣された場所で何らかのものを得ようと一生懸命やる人もいます。どこであってもその場でベストを尽くそうと頑張る人というのは、思いもよらないところに派遣された場合であっても、そこでしっかりと仕事をして何らかのものを掴みます。希望どおりの研修ができる病院に行ったときには、勿論そこで急速に伸びます。医局人事は通常2年程で異動を繰り返しますが、そうやって揉まれながら、リーダーやマネージャーになれる医者が育っていったと思います。ただ、今の研修体制では、このような人間としての幅を持たせるような経験は、自分から望んでやらない限り得難くなってしまいました。

——ただ、自分でそれを望むかというと、望まないですよね、なかなか。

今井：人間の幅とか器とかを育てるために自分で一歩踏み出せるほど、人間はそんなに強くないと思います。医局で無理やり派遣されてるから仕方なくやっていますが、気がついたら身についていていただけのことです。今の先生方はみんな効率よくしっかりと勉強してるから、それぞれの領域で早いうちに技術を身につけています。そういう意味ではまあいいのかなと思いますが、その後どうするのかなと。

医師の研修、修行の第一義は医療技術を身につけることです。一方、病院内の各種委員会等に積極的に関わることもお勧めです。病院組織は一般の会社とは大きく異なり、各種免許を持った医療従事者というプロフェッショナルの集団です。各々専門分野からの意見を調整集約し、病院の何らかの機能を最も効率よく、そして社会の要請や社会基準、社会倫理に沿う様な形で運営していく、場合によっては作り上げていくことは、マネジメント能力を身につけるうえで大きな経験になります。私は、一部上場企業で管理職の立場にいたこともあるので、企業が用意するマネジメント層向けの各種研修を多く受け、それを学ぶ機会がありました。そこで感じたのは、病院運営に対するモチベーションの決して高くない医療従事者（？）を束ねて結果を出していく実地経験は、企業の用意した学びの場より勝ると実感した事です。

専門医指導医であっても60歳を過ぎたら、思う様な施設に就職するのは容易ではないのが現実です。

——若いうちはいいとしても、60歳を超えたときにどうするかまで考えておかないといけないということですね。

今井：60歳過ぎた医師が再就職でそれなりのポジションを得られるケースというのは、なかなか無いと思われます。それなりのポジションに就けるのは、組織マネジメントがしっかりできる人です。専門医というだけでは難しいと感じます。

「俺にはこれだけの経歴とスキルがあるんだから使ってくれ。」と言っても、年齢を重ねると共に転職は難しくなっていきます。今までやってきた臨床医としての貯金で賄えるほど甘くは無いのが現実です。

医療機関側は
どんなキャリアの
医師を求めるか

医療機関が褒める医師像

さて、少し視点を変えて、このパートでは医療機関側が求めている医師のキャリアとはどのようなものであるかについてお話していきます。

ここでは主に市中病院の視点でお伝えしますが、医療機関側が医師側に求めていることは、大きく2つあります。1つは、説明のできる経歴を持っていること。2つめは、専門医を持っているかどうかです。

まず、説明のできる経歴とは一体何？ と思われた方もいるかもしれませんが、これは、履歴書を見た人にきちんと説明できるキャリアがあるかということです。例えばA病院に派遣で勤務していたという経歴があるとした場合、それはどういう背景で行ったのか、例えば医局の派遣で行ったという説明ができるかどうかがポイントになります。仮に数年で病院を移ったような場合でも、なぜそうしたかが説明できれば大丈夫です。

反対にこのような説明ができないとなると、何か問題がある人なのでは？　と思われてしまいます。

２つめは、専門医を持っているかどうかです。医師として迎え入れる以上は、医療機関側も「誰でも歓迎」というわけにいきません。ですから、しっかりそのテーマを学んでいるかどうかを見ます。仮に専門医を持っていない場合でも、自分には何ができるのかをしっかり説明できれば大丈夫です。要するに、病院に対して自分はどういったメリットを与えられるかが伝わるキャリアがあるのが望ましいと理解してください。

さて、もしも十分なキャリアがない場合はどうでしょうか。説明できるような経歴もない、あるいは専門医も持っていないという人も少なからずいます。そうした場合にすべきことは、キャリア等で不足している分をどのようにして補うのか、先ほどと同様ですが自分には何ができるのかという説明ができるように準備しておくことです。

ここからわかることは、病院や医院が医師に求めているキャリアとは、医師としてしっかり自覚を持って学んでいることが伝わるキャリアです。人の人生にはいろいろな事情がありますから、病院を変わったり休職期間があるのはよくあることです。でも、どうしてこのような経歴になったのかがしっかりと第三者に説明でき、かつ医療人として学ぶ姿勢、知識、技術が病院側の求めるものと合致すれば十分です。このような視点は、キャリアプランを描く上でもとても大切ですから、ぜひ取り入れながら考えてみてください。

医師としての素養を身につける方法として　―今井政人先生の場合―

――医師として、先生が必要と思われる資質は何ですか？

今井：曇りのない目で人を見ることです。患者さんの身体や各種検査データは勿論のこと、患者さんの生活や社会的なバックグラウンド、患者さんや家族の思いなどを先入観を捨てて見ることです。しかし、その資質を形成する、あるいは維持するのは簡単な話ではありません。生まれながらの聖人は別として、それなりのトレーニングが必要と思います。臨床医として専門医としての道を追求するだけでも大変なことですが、遊びも含めてのさまざまな経験から人の幅を広げ、ゆとりを持って人を見られる様にすることが大切なのだと思います。

――先生は、医師が研究することについてどのようにお考えですか？

今井：私は、医師は研究するべきだと思っています。研究することによってうまくいく、いかないということがよく分かるし、上手くいかない中でなんとかして解を見つけていくということに慣れてきます。何より、研究をすることによって、物事に対して謙虚になれる。医学部を卒業してから自身の想定通りに初期研修、中期研修を経て専門医になっていくと、30歳半ばでその世界を全部知ったように思うようになる医師もいます。別にそれでも構わないですが、やはり患者さんを相手にしたときに、「これって俺の思い込みなんじゃないだろうか？」という疑いを持ってほしいですね。

――患者さんや疾病に対して謙虚な気持ちを持ってほしいと。

今井：まっさらな気持ちで向き合うということは、とても大切です。そういう意識は、研究をすることでも培うことができます。研究はまっさらじゃないと上手くいきません。少しでもバイアスが入ってしまうと、絶対に失敗します。患者さんに対峙するときも同じではないでしょうか。

研究で苦労した経験を積むことで、こうした謙虚さが養われると思います。若い先生には学位を取ることも、医師としての素養を積む方法論としてお勧めします。

自分のアタマで考える ―田中里佳先生の場合―

――教授として、医学生たちを見ていてどうですか？

田中：最近の学生は、自分の目の前のことに夢中で、もう少し広い視点を持った方が良いと感じています。例えば、処置でテープを使うときでも、ただ貼るだけで、どうしてこの方向に貼るのかとか、こう貼るとどうなるのかとかを考えていない事もあります。そこで「何を基準にどれが一番いいと判断してるの？」と質問すると、反応が返ってこない事が多々あります。

――与えられすぎていて、なかなか自分で考える機会がない？

田中：そうかもしれませんね。根本は患者さんじゃないですか。この人が家に帰ってハッピーに暮らすために必要なことを考えないといけないと思います。疾患だけに囚われてしまうことが多いですが、患者さんの私生活を含めてトータルでいろいろと考えられる医師になってもらいたいと思います。

日本では細分化している教育が中心となっているため、物事を総合的にとらえるのが得意でない方が多い気がします。例えば足を治療している患者さんがいたとして、片足が使えなかったら、反対側の足が命綱になるわけですよ。だから、反対側の足もちゃんとケアしなきゃいけない。単純に病気になっている足だけを見るのではなく、患者さんの生活も含めた広い視野を持った医師になってほしいなと思います。

大学医局からみたキャリア

昔の医局と今の医局

ひと昔前、医局がもっと影響力を持っていた頃は、理不尽とも思われるような人事にも従わざるをえないと考える医師がたくさんいました。

しかし、医師によって求めるキャリアプランはさまざまです。「手術を多く経験して、ハードでもとにかく働いて技術を学びたい」と考える人もいれば、「家庭を大事にしたいので、できるだけ勤務時間が短い方がいい」と考える人もいます。しかしそういった希望はあまり考慮されることはなかったため、医師たちは、予期せぬキャリアを歩むことが一般的だったようです。

しかし医局の影響力が弱まった今、意に沿わぬ人事が行われた場合、医師としては「医局を辞める」という選択肢をとりやすくなりました。それは、研修制度が変わり、医師個人が自分で研修先を自由に決められるようになってきたからです。

そのため、医局側も無理な人事をすることが減りました。この変化は、医師にとっては自分が求めるキャリアプランを実現しやすくなったとも言えます。しかしその一方で、自分が求めていない環境に身を置く機会が激減したとも言えます。

自分が見てきた大学病院のイメージは、３次救急、特定機能病院、高度医療機関、地域最後の砦……。スーパードクターがいて、イケメンがいて、厳しい看護師さんがいて……。

とてつもない患者さんが、滝のように、雪崩のように運ばれてきて、対応しなくてはならない……。

業務の忙しさはこの様な事もありますが、医局の雰囲気は、和やかなイメージです。研修医や若手がたくさんローテーションで入ってきますが、元々学校が一緒だったりするケースも多いため、仲間意識が強くなる傾向があり逆に外からは入りづらい感覚もあります。そういう意味では、人脈を構築しやすく情報交換の壁が低いと思います。

例えば自分が困った時には、医局の先輩や上司や他科の先輩に相談したり、学会や研究で知り合った先生と連絡を取り合ったりできます。他にも、医局に所属していると、年の近い先生だけでなく、他大学の同じ診療科や同じような研究者などとのつながりが増え、医師としてのキャリア構築だけでなく、人生の先輩や同期を作ることもできる可能性も高いです。

更に、業務やキャリア選択に関する相談はもちろん、海外留学に関する情報収集など、通常では、入って来ない情報も気軽にアクセスすることができます。

医局に入るメリット

ここで、いくつか医局に入るメリットについてお伝えしておきましょう。

（1）医療の最新情報に触れられる

医局には、臨床・研究・教育がすべて揃っていますし、最新の医療機器や薬剤の情報にも触れられます。医師は基本的に多忙ですから、自ら情報収集するのが困難ですが、医局にいることで自然と情報に触れることができます。また、医師の人数も多いため異なる考え方や知識・技術に触れられる機会も必然的に増えていきます。

（2）豊富な経験ができる

医局は、さまざまな医療機関へ医師を派遣する役割を持っているため、留学先や派遣先で自分の診療スキルを磨くことができます。国内留学も頻繁に行われているため、戻る場所を残しつつ自分の興味のある病院に留学することも可能です。

（3）研究に取り組める環境がある

研究教育機関の機能を持つ医局であれば、基礎研究はもちろん、珍しい症例や希少疾患の患者さんの治療に携わることも可能です。逆に言えば、そうした経験は医局以外の病院では難しいこともあります。さまざまな症例に対する経験を積みたい人や研究をしていきたい人にとっては、医局はとても良い環境が揃っています。

（4）学位や専門医が取得できる

学位（博士号）や専門医の資格を持っていると、将来の給与や待遇において有利になります。専門医制度が２０１８年４月から変わりましたので、いろいろなご意見はあるかと思いますが、とくに専門医は、医局に所属していないと条件を満たすことが難しい場合もあります。

医局でのキャリアアップや転職の選択肢を広げようと考えているなら、学位や資格の取得に注力しやすい大学病院の医局はふさわしい環境だと言えます。

（5）安定した働き方ができる

自身や家庭の事情などから、一時的に診療現場を離れる医師も多くいます。その場合、医局のサポート体制などを利用して復職できることもあります。妊娠出産や介護などによる離職であれば、復帰後も時短勤務や業務負担軽減などを交渉しやすいです。現場も代理の医師を医局から派遣してもらえるため、双方にとってメリットがあります。

（6）融通が利きやすい

医師の仕事はハードです。私生活を犠牲にしても仕事に邁進したいという人も少なくありませんが、私生活も大切にしたい人、あるいは出産・育児・介護等の理由で融通のきく環境を望んでいる場合は、医局は比較的働きやすい環境と言えます。

特に女性は妊娠や出産によって、時間的にも体力的にも仕事をある程度セーブした方がよかったりもします。子どもが生まれてしばらくは、フルタイムでの勤務が難しいこともあるでしょう。突発的に仕事を休まなければならないことも出てきます。代わりの人がいない場合、なかなか安心して休むことができませんが、融通が利きやすいというメリットがあります。

(7) 守られる

大学に残ることの大きなメリットは、「守られる」ことです。大学病院では、先輩がいて、講師、准教授、教授、更にその上の方もいます。そうなると、自分自身が何か困ったことがあったら、段階的に守ってもらえる可能性が高くなります。

医局に入るデメリット

医局に自己成長の機会や人脈構築などのメリットがあるなら、一方でデメリットもあります。いくら私が医局好きだとしても、ここではきちんとデメリットについても語っていきたいと思います。

（1）医局人事による転勤がある

医局では、基本的に数年単位で転勤の辞令が出ます。希望した病院や部署への異動が叶わないケースもあり、医局に対して不満を抱える医師は多いようです。とくに家庭を持つ医師は、医局人事を避けたいと考えることも多いでしょう。

一つのところに長く居続けることが難しい、住みたい地域を離れなければならないという点はデメリットの一つです。

（2）派閥による人間関係に悩む可能性がある

医局には、医師同士の競争や派閥争いがある場合があります。そのため、そうした人間関係の煩わしさや理不尽な出来事に嫌気がさし、医局から離れる医師もいるようです。

（3）給与が上がりにくい

大学病院の給与水準は他に比べ低く、上がりにくいのが現状です。開業医と比較すると、ある程度上限も見えてきてしまいます。したがって、アルバイトをしながら生計を立てる先生も少なくありません。ただ、アルバイトは医師にとって当たり前の感覚ですから、他大学の先生方と知り合えたり、地域や病院特性の診療に関して学べたりする好機会と捉えている人もいます。

（4）当直がある

診療科目にもよりますが、当直があるため生活が不規則になりやすいです。ただし市中病院でも当直がある為、医局だけのデメリットとは言い切れないところがあります。

（5）雑用が多い

学生の指導・授業・試験官やローテーションでまわってくる医師の指導・・。様々な委員会出席、医局行事などがあり、時間がとられます。

現役医師の言葉から、医局の実態に触れてみよう

大学医局だからこそできたことがある　――高木俊一先生の場合――

――先生は、女子医大の医局に行かれましたよね。

高木：そうです。女子医大はその当時、日本で一番注目されている医局だったのかなと思います。女子医大にいたからこそわかったことは、女子医大という、背負う看板の重さです。

――というと？

高木：常に何かあると、女子医大ではどうしているの？っていう聞き方をされるんですよ。女子医大という看板を背負ってるだけで、注目されるということですよね。そういう意味では、すごくありがたくお世話になった医局です。
そこで医局長をさせていただいたんですけども、やっぱりすごく大きな医局で大学内だけで一時期研修医も入れてると医局員が70人ぐらい人数がいたんですね。スタッフだけでも40人以上いて、プラスその当時は外科や整形外科など他の診療科や歯科麻酔などのローテーションも受け入れていたのでものすごい人数がいたんですよ。それぐらい勢いがあった。麻酔科のなかで人数が一番多い医局だったと思うんですね。

そういう医局に在籍させていただいたのはすごく大きいですし、その経験は間違いなく今仕事をさせていただく上でも活きています。女子医大で培ったという看板の影響がすごく大きい。そう考えると、同じことをしてても、所属施設によって全く注目度が違うわけですよね。

ですから、名が通った看板があるところに行くっていうのも一つ、キャリアを考える上ではポイントになるのかなと思います。僕はたまたま行って、たまたま良かったという身ですが、本来はそこをキャリア戦略として考えておけるといいんですよね。研究や臨床試験など普段の臨床にも役立つ貴重な経験もさせていただきましたから、やはり大事かな。

このトピックの冒頭、医局のメリットの中で「守られる」ことを挙げましたが、医師が守られる側になるということは、守る立場の方がいるということです。

では、守られるというのはどういうことなのか。医局のマネジメント層の考えとして、鈴木先生の考えも聞いてみましょう。

マネジメント層から視た医局　―鈴木利保先生の場合―

――先生が、麻酔科医としてキャリアを構築することを早々に選択され、結果的に教授として大学に残ることとなった理由はどこにあったのでしょうか？

鈴木：マネジメントの能力を、上の先生方に買われたことが最大の要因でしょうか。同世代の人に比べると、私はかなり学会活動や研究活動を積極的にしていました。そういった活動が苦手でなかったからやっていたという部分もあるのですが。常にこれからを担う若い人たちを盛り立てる、例えば学会における発表や論文執筆のサポートをしたりということを、キャリアの初めの頃からずっとやっていました。そういったこともあって、「鈴木がいると楽だな」と上の人からは重用されていたかもしれません。

——医師というと、臨床に代表されるような職人のイメージが強くあります。教授になると、そこからは離れてしまうのでしょうか？

鈴木：教授になるということは、プレイヤーからマネージャーに変わることでもあります。そうすると、自ずとプレーヤーとしてのスキルが落ちます。昔はできたことができなくなる。昔できたのだから今もできると思うのは危険です。医療事故につながりかねませんから。自分ができない事を認めて、できない事はできないと言う。ダメな自分を忘れずに、その分常に努力をしてマネジメントのレベルは高く保てるよう懸命に取り組んできました。

一方、臨床医として定年退任するまでずっと働いていた人は、その後もプレイヤーとして麻酔科医を続けます。それはとても立派なことだし、麻酔科医の責務として望ましいことでもあるでしょう。ただ、瞬発力や集中力などが衰えていく、いわゆる高齢者になってもできますか、と言われると難しい。そうなってくると、やはりどこかの時点でマネージャーに転向するという選択肢は有効だと考えます。

――マネジメントをする上で、大切なことは何だと思われますか？

鈴木：収入然り、目の前の自らの利益のためにだけに生きないことでしょうね。自分のことしか考えてない人に寄って来る人なんて、絶対にいないでしょう。私は、定年退官しましたが、今一番感じているのは、人脈の大切さです。現役ではなくても、例えば自分の持っている人脈によって何らかのプロジェクトが成功すれば、今度はそれを足がかりにより多くの人に活動の機会を広げてあげられます。
また、人間関係は、通り過ぎるものでなくて継続するものという考え方を、後進には伝えています。人間関係は良いときもあれば悪いときもある。悪い時に関係を途切れさせてしまうことは簡単ですが、そこをこちらがサポートして、時には細く長く継続させておくことによって、医局の人たちのアルバイト先や研究費の確保など、何らかの形で貢献してあげられるようになることもあります。今関わっている人とは、常に理解を深める努力をして、お付き合いをしていくことがとても重要だと思います。双方が常にウィンウィンになるように、関係を培っていくことが大切だと思っています。

——麻酔科医として第一線で歩み続けるためには、何が必要だと考えていらっしゃいますか?

鈴木：外科系は、やはり旬な時期がありますよね。ある程度のレベルに達するまでにも時間が必要ですし、その後も、いつまでもずっと主役ではいられない。自分が主役から降りるときがきたら、そこからは後進をサポートして育てていくことになります。ただ、麻酔科の場合は外科医と違って、医者として標準的なレベルに達するまでの時間はそれほど長くはかかりません。だとすると、麻酔科医は何をもって自分が上であるということを示していけるのか、という課題が出てくるわけです。

臨床での技術は、教えればある程度できるようになります。それに新しい知識は若い人の方が入手に長けています。そもそも、昔隆盛を誇った考え方を押しつけても、今のガイドラインに準拠していなければ通用しません。だから、自分が常に医局や若い人たちに対してどういう影響を及ぼしているのか、自分はこういう理由があるからこのポジションについていられるのだ、という自負を常に持てるように自分を高めておくことが大事です。それはなんでも良いのです。教育でも研究でもいいし、臨床でももちろんいい。それ以外のことで、マネジメント能力でも危機管理でもいいと思います。

——マネジメントに求められる資質とは何でしょうか

鈴木：医療現場では常に患者さんにまつわるリスクがつきものです。マネジメントの基本は、できるだけ平易な方法で、組織を正しい方向に導くことですが、真摯に取り組んでいてもトラブルが起こる可能性はあります。そんなトラブルが起きたときに、快く前に立ってくれる人がいれば、組織は安心して働くことができ、パフォーマンスも上がることでしょう。私自身はそんな上司でいる事を目指しているうちに、皆の信頼を少しずつ得ることができたと思っています。

トップは別にスキルフルである必要はない。ただ、上に立つというのは組織全体の責任を持つことだということを忘れないでおきたいですね。

女性医師のキャリア

医師は圧倒的な男社会

医師になると、多忙な日々が始まります。それは大学病院であれ、市中病院であれ変わりません。診療科によって多少の違いはありますが、基本的に医師の仕事は激務です。当直のある病院で働けば、拘束時間も長くなりますし、生活も不規則になります。外科などの手術がある診療科を専門に選べば、ときに10時間以上もかかる手術に携わることもあるでしょう。労働時間も長い上、精神的、肉体的な負担も重いのが、医師という仕事です。

そうした労働環境も影響してなのか、日本では、圧倒的に男性医師が多いです。厚生労働省のデータをみても、近年女性医師の割合は増えてはいるものの、全体の20％以下という数値が出ています。（図5）

各国の女性医師の割合を見てみても、日本はかなり下の方にいることが分かります。世界の他の国と比べても、日本では女性医師の割合がまだまだ低いことがわかります。（図6）

図5

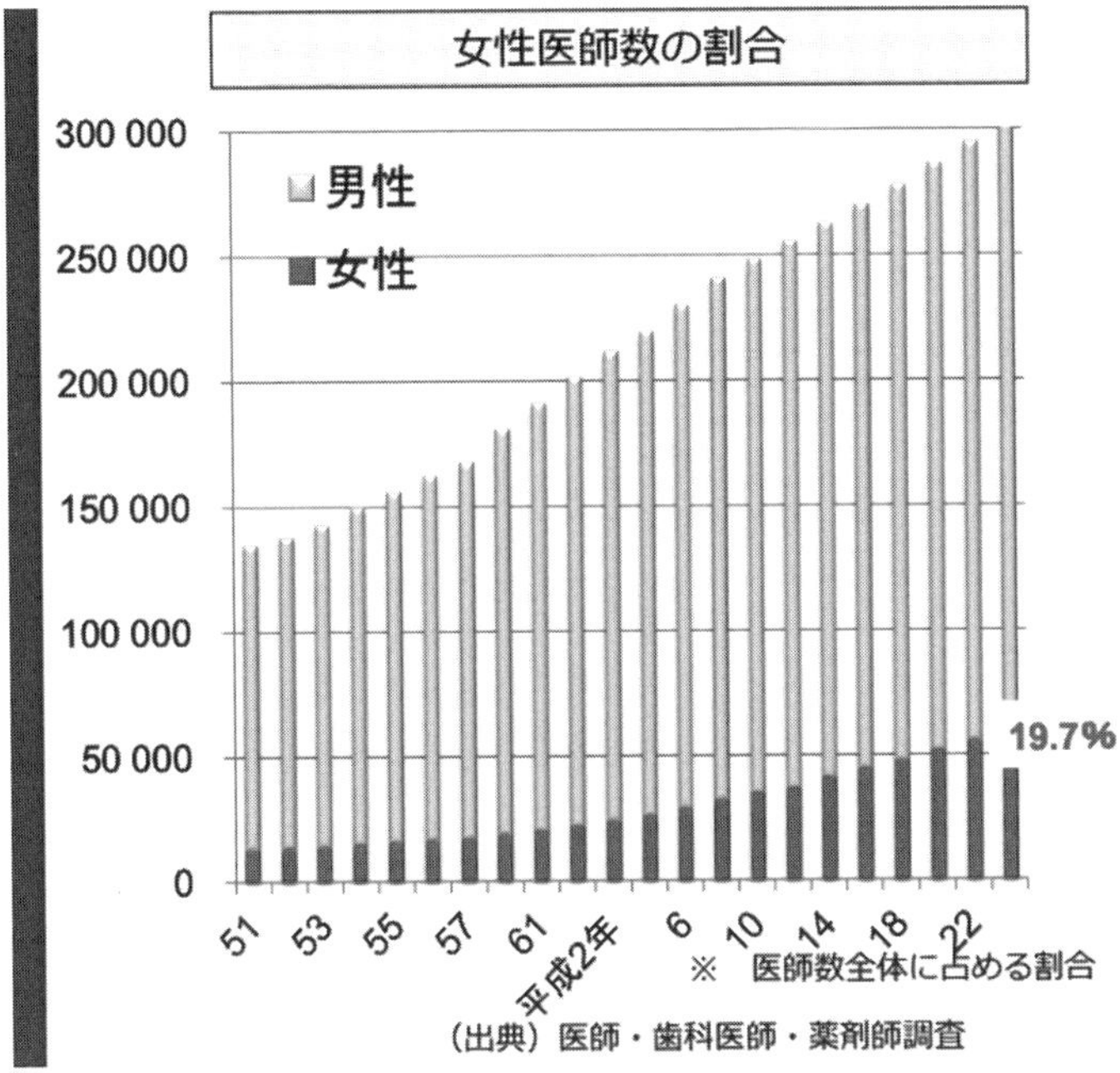
女性医師数の割合
300 000
250 000
200 000
150 000
100 000
50 000
0
男性
女性
19.7%
51
53
55
57
61
平成2年
6
10
14
18
22
※　医師数全体に占める割合
（出典）医師・歯科医師・薬剤師調査

図 6

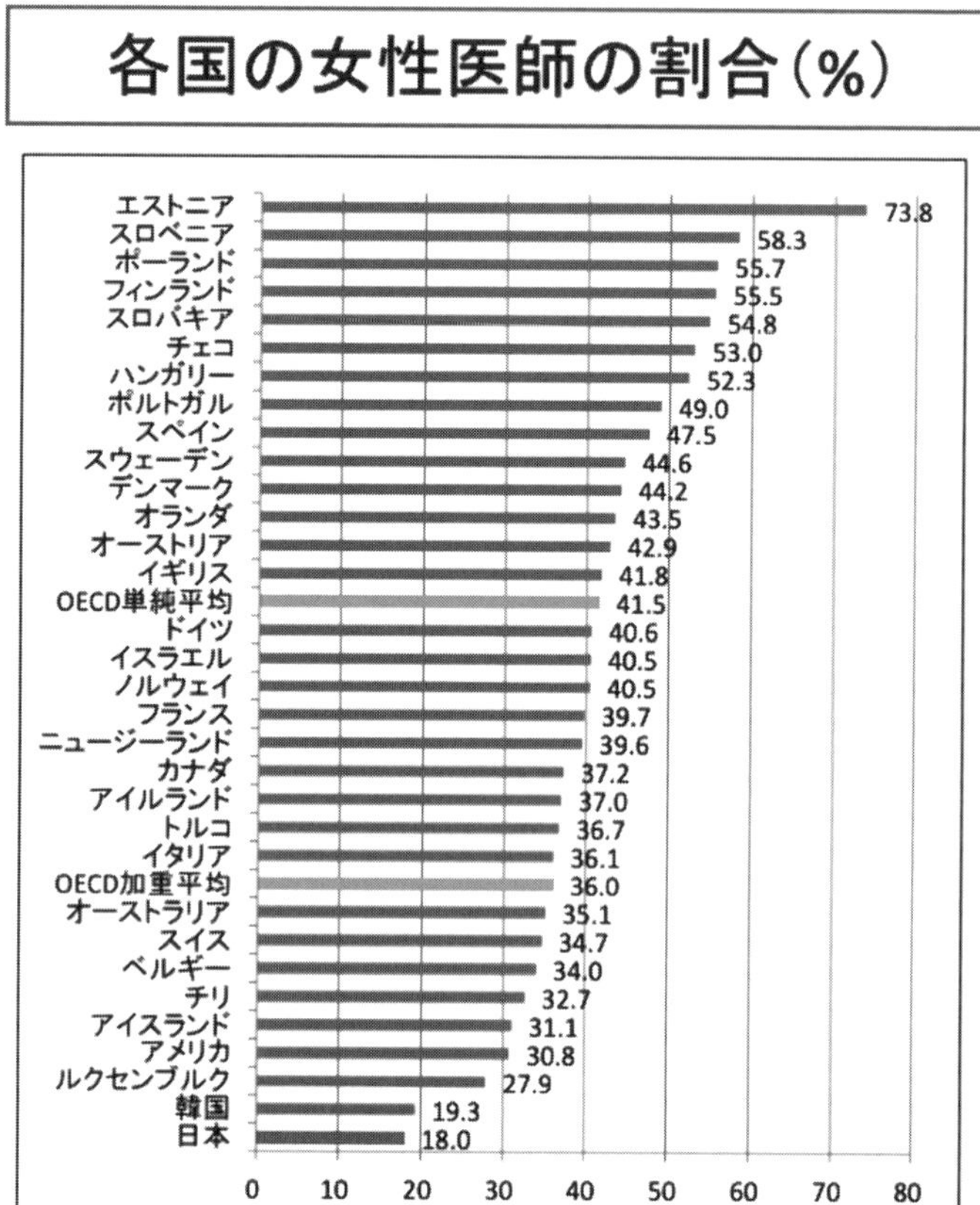
各国の女性医師の割合（%）
エストニア 73.8
スロベニア 58.3
ポーランド 55.7
フィンランド 55.5
スロバキア 54.8
チェコ 53.0
ハンガリー 52.3
ポルトガル 49.0
スペイン 47.5
スウェーデン 44.6
デンマーク 44.2
オランダ 43.5
オーストリア 42.9
イギリス 41.8
OECD単純平均 41.5
ドイツ 40.6
イスラエル 40.5
ノルウェイ 40.5
フランス 39.7
ニュージーランド 39.6
カナダ 37.2
アイルランド 37.0
トルコ 36.7
イタリア 36.1
OECD加重平均 36.0
オーストラリア 35.1
スイス 34.7
ベルギー 34.0
チリ 32.7
アイスランド 31.1
アメリカ 30.8
ルクセンブルク 27.9
韓国 19.3
日本 18.0
0 10 20 30 40 50 60 70 80

（出典）医師・歯科医師・薬剤師調査

突出して低いのが泌尿器科や整形外科、脳神経外科で、全体の5％以下となっています。逆に女性医師の割合が高いのが、皮膚科、眼科、麻酔科、小児科で、全体の30％が女性医師です。このデータから分かることは、診療科目によって女性が働きやすい環境とそうでない環境に大きな差がある、ということです。

（参照元：厚生労働省ホームページ https://www.mhlw.go.jp/file/05-Shingikai-10801000-Iseikyoku-Soumuka/0000069214.pdf）

男女の「区別」を視野に入れたキャリアプランを形成する必要性がある

現在、働き方改革の波は、遅れて医師にも降りてきています。確かに女性がさらに活躍できる環境が社会の中で整っていくのであれば大賛成なのですが、そうではなく、性別によって働き方に差を設けることについて、「男女差別だ」と受け止めようとする風潮は、かえって女性の働きやすさは奪われてしまうと考えています。

現実的に考えると、どうしても男性と女性では体格差、体力差などもあります。ですから、労働環境を一律にするのではなくて、その人に合った働き方ができる環境を整えるということが、これからの医療業界でも求められていくでしょう。

厚生労働省の調査によれば、女性医師の退職理由として最も多かったのは、出産や子育てでした。やはり、出産や子育てにおいては母親である女性の負担が大きいことは否めません。男性がもっと手伝えば…というのもあるでしょうが、そのサポートだけでは届きらない心身の負担というのもあるのかと思います。

「はじめに」でも触れましたが、医師という仕事はかなりハードな仕事です。患者さんの命に関わる仕事ですから、手術が入ったら「定時になったので」といって途中で切り上げることはできません。とっくに終業している時間なのに、そのあと何時間も残業をすることなど日常茶飯事です。また、当直があれば丸1日以上病院に拘束されます。

元々男性が非常に多かった医療業界ですから、職場環境や労働環境は男性を基準に構成されているところが今も多いと感じます。しかし女性医師が増えることにより、今までのようにハードワークが求められる環境には、人が来なくなる確率が今後ますます高まります。医師がいないという理由で患者さんが求める医療行為を受けられない、という事態を避けるためにも、医療業界は働き方を見直す時期に来ていると言えるでしょう。こうした動きから、医師業界でも働き方改革が行われています。

（参照元：令和3年度第1回医療政策研修会及び地域医療構想アドバイザー会議『医師の働き方改革について』より本書用に再編）

〈I．医師の働き方改革〉

長時間労働の医師の労働時間短縮及び健康確保のための措置の整備など・・・令和6年4月1日に向け段階的に施行

医師に対する時間外労働の上限規制の適用開始（令和6年4月1日）に向け、次の措置を講じる。

・勤務する医師が長時間労働となる医療機関における医師労働時間短縮計画の作成

・地域医療の確保や集中的な研修実施の観点から、やむを得ず高い上限時間を適用する医

療機関を都道府県知事が指定する制度の創設

・当該医療機関における健康確保措置（面接指導、連続勤務時間制限、勤務間インターバル規制等）の実施 など

〈Ⅱ．各医療関係職種の専門性の活用〉

1．医療関係職種の業務範囲の見直し（診療放射線技師法、臨床検査技師等に関する法律、臨床工学技士法、救急救命士法）・・・令和3年10月1日施行

タスクシフト／シェアを推進し、医師の負担を軽減しつつ、医療関係職種がより専門性を活かせるよう、各職種の業務範囲の拡大等を行う。

2．医師養成課程の見直し（医師法、歯科医師法）・・・①は令和7年4月1日／②は令和5年4月1日施行など

※歯科医師も同様の措置

①共用試験合格を医師国家試験の受験資格要件とし、②同試験に合格した医学生が臨床実習として医業を行うことができる旨を明確化

〈Ⅲ．地域の実情に応じた医療提供体制の確保〉

1．新興感染症等の感染拡大時における医療提供体制の確保に関する事項の医療計画への位置付け（医療法）・・・令和6年4月1日施行

医療計画の記載事項に新興感染症等への対応に関する事項を追加する

2．地域医療構想の実現に向けた医療機関の取組の支援（地域における医療及び介護の総合的な確保の促進に関する法律）

令和2年度に創設した「病床機能再編支援事業」を地域医療介護総合確保基金に位置付け、当該事業については国が全額を負担することとするほか、再編を行う医療機関に対する税制優遇措置を講じる

3．外来医療の機能の明確化・連携（医療法）・・・令和4年4月1日施行

医療機関に対し、医療資源を重点的に活用する外来等について報告を求める外来機能報告制度の創設等を行う

〈Ⅳ．その他〉持ち分の定めのない医療法人への移行計画認定制度の延長

「医師の働き方改革について」厚生労働省 医政局 医事課 医師等働き方改革推進室

このように、医師業界にも働き方改革の波が来ています。すべての医療機関がこのような改革に積極的に乗り出しているわけではありませんし、実際に混乱気味になっているところもあります。

勤務時間の上限がより短縮されることによって、医師の負担が軽くなることは歓迎するべきことです。しかし、勤務時間を短縮するだけではなく、医師の専門をどう生かしていくかをしっかりと考えなくてはなりません。

医師側としては、こうした国の施策や国家医療という大きな動きや方向性なども、キャリア形成に組み込んでいく必要があると思いますから、定期的に情報は収集しておくとよいでしょう。

正解がない、女性医師のキャリアロールモデル

女性医師のロールモデルはまだ確立していませんが、現状ではどのような働き方をしている女性医師が多いのでしょうか。いくつか、現時点でのロールモデルと言えそうな働き方を働き方で分類して紹介します。

（1）常勤で働く

結婚、妊娠、出産のライフイベントの前に常勤としてしっかり働き、専門医を取得しておきたいと考える人は多いです。実際にそうしたキャリアの土台を築いておくことで、いざライフイベント等で職場を一時的に離れなくてはならなくなった時でも復帰しやすい状況をつくっておくことができます。また、専門医を取得する場合は、自分の診療や研究などに自信をもってできるようになりますし、長い医師としてのキャリアの中で貴重な経験になるはずです。

加えて、人間関係を構築する上でも常勤だからこそ得られるものがあります。常勤で働くことで、当直や長い手術、上司からの抑圧（？）など、様々なストレスと一緒に乗り越えた仲間や相談できる上司と共に働いた経験はかけがえのないものになります。

（2）非常勤で働く

常勤ではなく、時間的な自由がききやすい非常勤で働く女性医師が増えています。特に子どもをもつ女性医師に多いです。特に子どもが小さいうちは、急な発熱や体調不良など、突発的に子どもの体調が変化することも多いもの。そうすると、保育園を休まなければならなかったり、病院に連れて行かなければならなかったりするため、どうしても遅刻や早退、欠勤は避けられません。

1人あたりの仕事量が多い職場や責任が重い仕事の場合には、遅刻や早退をなかなか言い出せなかったり、言い出せたとしても罪悪感を感じてしまったりします。そうなると、精神的なストレスが溜まってしまい、育児にも影響を及ぼしかねません。長いキャリアの中で一時的かもしれませんが、仕事よりも子育てを優先させ、非常勤勤務に転向するのも一つのロールモデルです。

非常勤になると給与面や条件面では常勤に劣りますが、時間の自由がききやすくなります。また、責任も常勤の医師に比べると軽くなることから、仕事でのストレスを減らしつつ育児に専念できるとも言えます。

このように、女性医師の中には、子どもが小学生に入ったら常勤に復帰するなど、一時的に非常勤を選択する人も少なくありません。自分が希望する働き方を選びやすいのは、医師ならではのメリットと言えるかもしれません。

（3）開業する

勤務医として働く以外に開業医という選択をする人もいるでしょう。女性医師の開業相談は増えていますし、理想の病院づくりがしたい人や開業の夢を持っていた人などは、そうした選択も良いですね。勤務時間や休診日を自分で決められるところは開業のメリットですから、家族や子育てのことと仕事が切り離し辛い女性には、魅力的に映ると思います。

とはいえ、それだけで安易に開業を選ぶのはあまりおすすめできません。開業はやろうと思えばできますが、仮に都内だとすると競合が多く、結局時間的な融通がつけにくいところがあります。安定的に集客しようとすると、経営や経理のことも勉強しながらしっかりニーズを捉えてブランディングしていかなければなりませんから、決して楽な道ではありません。自分だけでなくスタッフを雇用するとなれば、人事に関する問題も出てきます。医師として必要な専門分野の勉強だけでなく、経営などの勉強も加わるわけですから、仕事が減るわけではないことだけははっきり書いておきたいと思います。しかし、私自身も経営者ですからわかりますが、「それでもやりたい」という方にはとてもいい経験になるはずです。

（4）スポットのアルバイトをする

健診センターや透析等のアルバイト、最近ではオンライン診療や在宅診療のアルバイトなどでスポット的に働くという選択もあります。例えば復帰したてで自分の診療に自信がないときや、子育て中でフルタイム勤務が難しい時など、スポットのアルバイトをしたいと相談に来られる方も少なくありません。

収入は安定しないかもしれませんが、医療との繋がりが断ち切られてしまわずに済むので、落ち着いたら元のようにフルタイムで働きたいと考えている人には良いかもしれません。ただし、こちらは非常に人気なので、ライバルも多いです。ですから求人情報に対してアンテナを高くしておくことが必要です。

その他に転科するなどの方法もありますが、知識や技術の習得が必要になりますので、安易に考えずしっかり道筋を立てた方がよいかと思います。

女性医師の話を聞いてみよう

教授は楽しい！　―田中里佳先生の場合―

――田中先生が女性医師として、ずっと研究職を続けられている秘訣を教えてください。

田中：私は元々、外科医師として組織を再建できる形成外科、再生医療を研究して最先端医学で組織を再生できる技術を構築したいと考えていました。

研究をずっと続けていくとなると、大学に残らないといけません。大学に残って行くためには、アカデミックポジションを確保していく必要があります。ただ、手術がすごくうまくても上位職につきにくい。そう考えていくと、論文の数だったり、教育だったり、研究費獲得だったり、教育、臨床、研究すべての業績で評価されています。そこで、臨床と研究、教育を続けるために努力をしてきました。

——目的がはっきりあって、そこに至るためのアプローチをしっかりと組み立てていたんですね。

田中：将来、自分が名を残していろんな人を救いたいというような大きな夢があるとしたら、それをするためにはどうしたらいいかを落とし込んでいくと、今日やらなきゃいけないことまで落とし込まれるんですよ。

例えば、薬を作りたいとしましょう。そうすると、薬を研究しなきゃいけない。そのためには大学に残らないといけない。大学に残るためには、教授にならなきゃいけない。教授になるためにはどうしたらいいかというと、論文とかいろいろ条件があるわけです。そこで、じゃあ論文が何本あったらいいのか、何年で何本書けばいいのかということが分かってきます。そうやって逆算していくと、今日やらなきゃいけないことまで落とし込むことができると考えています。

それを学生に教えているのですが、なかなか響かないことが多いです。そもそも、将来どうなりたいかを考えていない場合が多くて、「夢は？」と聞いても、「夢はありません」という回答をもらうと寂しい気持ちになります。

――でも、そもそも教授になれる人って一握りですからね。

田中：そうは言っても、教授を目指している人の中で教授になっている人と考えると、パイはもっと少なくなるでしょう。そうなると倍率はそこまで高くないはずなんですよ。

大学って、絶対に必要だと私は常々思っているんです。なぜかというと、研究や教育を精力的に実施できる機関ってやはり大学が中心になりますから。そこに人が残るようにしたいので、大学はすごいところなんだとか、大学に行きたいんだという気持ちに、若い人になってもらえる様に努力しています。大学では最先端の医療を患者さんに届けやすい環境にありますので。

私は研究が好きだから研究と臨床ができる機関で働く、自分の好きなことで、研究して給料をもらいながら自分の知的好奇心を満たせる仕事って、他にないと思うんですよ。私が今所属している順天堂は、私がやっていることを認めて応援してくれました。それに、起業しながらできる。「こんな良い環境ってある?」と思っちゃいます。

――本当にそうですね。

田中：私は、教授になってよかったって心から思っています。確かに大変なこともありますが、本当に楽しい。毎日「教授でよかった!」と思っています。

ママになり、初めてわかることがあった ―安岡直子先生の場合―

――子どもを育てながらという立場になり、わかったことなどありますか。

安岡：中には自分のキャリアとかを考えて計画的に子どもを産んでという人も当然いると思いますが、私はどちらかといえば計画性みたいなものがなかったんです。産んでよかったと思うのは、ママ側の気持ちがよくわかったなという点ですね。

――というと？

安岡：ひと言でいえば仕事から帰ったあとも同じくらい大変だという事です。2列か3列くらい麻酔の監督しながら当直していた方が、ある意味ラクだと個人的には感じましたね。当直していた時はそれはそれで確かに大変だと思ったんですが、ある種全く別の大変さなんですよね。子どもって全く自分の思い通りにならないから。シッターさんやいろんなサービスなどを利用しながらうまくバランスをとってやっていく人もいると思いますが、それは考え方や能力の差みたいなものがありますよね。私の場合は、そういうものをほとんど利用せず、保育園と家族だけの中でやってきた分、苦労は多かったかもしれません。

あと、自分がママになったことで変わったことといえば、それまで全く興味のなかった女性医師の働き方っていうシンポジウムみたいなものに興味がでたり、影響を受けたりしたことです。正直ずっと「私には関係ないな」と思っていた節があったのですが、ママになってから初めて参加したシンポジウムで、杏林大学の萬先生が「勉強するのはもちろんベースとして当たり前ですが、人の嫌がる仕事も進んでやるようにしよう」と仰ったんですね。それはすごく心に響きました。

――それは何ででしょう?

安岡：正面から語るなら、やっぱり嫌がられる存在なんですよ、ママさんって。なんか昼間だけ働いて帰ってみたいな。そんなことを口にする人はまずいないけれど、多分みんなちらっと心の中で思っているんですよ。暇な日はいいけれど、本当に忙しい日だと、「あと30分残って○○までしてよ」みたいなのはみんな思っていることなんですね。

でも、ママの女医からすれば1分違うだけでその後のスケジュールが全部変わってくるわけですよね。1分違えば乗る電車も変わってくるし、保育園のお迎えの順番が違うだけでも、出てくる子どものスピードも違うわけです。この1分、2分をママたちは争っていることに初めて気がついたんですよね。

これを究極に感じたのは、幼稚園受験です。働いているお母さんというだけで敬遠されました。他人（保育園など）に預けて育てられたお子さんはちょっと・・・という雰囲気でした。働くべきじゃないっていうものをすごく感じて。こんなに頑張って勉強して医者になったのに、こんなに馬鹿にされるの！ というのが結構ありましたよね。そういう意味では、みんな幼稚園受験を経験した方がいいと思います。色々な考え方をもつ世界があるのを実感しました。

そんな頃に、先ほどの萬先生の話を聞いて、確かにそこにママさん医師が求められる場所があるのかと思ったんです。

ママになり、シッターさんとか親兄弟とかに預けられるという人はずっと同じように働き続けられる可能性もあるけど、多分、大多数の人はおそらくやっぱりそのキャリアを中断せざるを得ない、もしくは諦めたり方向転換せざるを得なくなると思います。

それだけでなくて、40歳を過ぎてくると女の人って急に変化が出てくるんですよ、体の。振り返ってみても、やはり42歳ぐらいから老眼がきて、45歳ぐらいから更年期がきて、その後6年、7年ぐらいはその更年期との体の調整が必要になるんです。そのせいか、自分の技術も30代のときに感じてたほど頭と体がうまく動かないんです。

「あれ?前はもうちょっとスムーズに仕事できてたような気がするけれども、なんでこんなにスムーズにできないのかな?」っていうのがしばしば出てくる。

バリバリ第一線でやってる人たちもたくさんいるけどやっぱそれはもうほんの一握りのスーパーウーマンなわけです。そういう人たちはほんの一握りの女医さんだけの話で、ほとんどのママさん女医は、そんなことはほぼできない。

だから、自分に合った働き方っていうのをいかに見つけるかが非常に大事です。当然ながら、人によって考えかたや価値観はすごく違っているので、人の意見はあくまで目安。とにかく自分に合ったものをより早く確立させていくことですよね。

私が働いてるところでも、どうしても残業したくないっていう人とそうでない人といますし。残業ひとつとってもそうなのだから、子育ても含めて考えるとなると、自分の考えや価値観を早くに確立させて、それに合った職場をいかに見つけるかっていうのがものすごく大事なんだと思います。

医師家系の子どもの受験事情は？

いずれは通る道かもしれない。その時のために。

医師家系だったり自分が医師だったりする場合、自分の子どもにも医師になってもらおうと考える人は少なくないと思います。世襲型という訳ではないにせよ、政治や歌舞伎など伝統芸能の世界のように、世襲になりやすいのが医師の世界です。そうなると、多くの場合でついてくるのが子どものお受験です。

仮に子どもに医師を継がせる気はなくても、子どもにお受験をさせる医師家庭は多いですから、今すぐではなくても、いずれ通るかもしれない道の話として頭に入れておいてください。

この話については私（安岡家）の実体験をお伝えできればと思います、

子どもの教育は何をして、どう乗り越えたのか　―安岡家の場合―

――医師家系の子どものお受験についてはどう考えている？

安岡：実際に私立の小学校受験をして通わせ始めてみて感じるのは、医療系の家庭が多くてラクだなということですよね。親同士の付き合いも含めて、いろんな考え方や感覚がよく似ていることもあるからでしょうね。実際、子ども同士でも結局目指すべきところが似ていることで、すぐに打ち解けたりしました。大変だったけど、結果的に受験して良かったと思います。

――最初の受験を目指そうと思ったきっかけは？

安岡：最初はそうですね、子どもが赤ちゃんのときは、寝ない子だったんですよ。寝ないから体を使って遊ばせても全然寝ないし、だったら頭を使ってみようかなということで一番最初に七田（※七田式教育）に行ったんです。他の医大を出ているママから、赤ちゃんのときに七田へ行っていたというのを聞いていましたし、有名だし、家からすぐのところにあるから便利だしということで、試しに行ってみたんですね。それが子どもへの教育という意味では最初の体験でした。でも、実際やってみると、私たち親子にとって合わないカリキュラムだったんですね。子どもは興味を示さないし、私にも合わないし、いかがなものかという。逆に、すごく合う人には合うと思うので、一度、経験して頂くのもよいかなと思います。

私たちには合わないなということで、そこで初めて幼児教室に合う合わないがあることに気がつきました。そこで、自分の子供と自分に合う幼児教材は何かと調べ始めたんです。そこで出会ったのは、ごくごく一般的に言われてるような教材（こどもチャレンジ）でした。とても、標準的でしたし、子供も食いつくし、自分も何か一緒にやっていて楽しいんです。教材がすごく工夫されているんですよね。その頃にちょうど、しまじろうを開発した人に出会う機会があり、話を聞いていると、その方の人柄も良かったので余計にそう感じたのかもしれませんが、つくづく、すごく合う教材や教育っていろいろあるんだと感じました。

子どもの成長過程で、子どもの成長を助けてくれる教材がたくさんあり、全部が全部子どもや自分に合っている訳ではないけれど、確実に子どもの成長を促してくれるような物は存在する。そんなことを感じていました。

教材に関しては他にもいろいろ、半信半疑で続けていたけれども、小学校一年生に入って初めて実感したりすることはありましたよね。でも結論としては、幼児教室に関しては、やっぱり自分で足を運んで体験して、自分と子供が合うかどうかっていうのが一番大事なポイントだと思っています。

ここでなんで判断の軸を自分にするかというと、仮に自分がその先生のことを嫌いなのに、子どもにそんな嫌いな先生からの教育を受けさせるのかという疑問がついてくるから。どんなに高額でも、それだけは全く意味がないと思うのが自論です。

――なるほど。

安岡：ですから子供の幼児教室に関しては、みなさんが主治医を探すのと一緒で、自分がいかに先生が好きかどうか以外の要素はおまけくらいで良いのかなと思います。やっぱり、教室に行ったその後、家でも「あの先生の言ってること当たってるよね」

と話せるような先生じゃないとやっぱり効果がないのではと思います。

――あとは、実際我が家は幼稚園受験はダメだったけれども、そこで何か感じたことがあったりした？

安岡：幼稚園受験ときの先生は良かったけれども、幼稚園受験の段階では、私たちの「親力」が足りていなかったと感じています。

――確かにそう。２人とも公立出で経験不足は否めなかったよね。

安岡：実際に受かった人でも後悔してる人がいるので、今振り返ると、ある意味あの時に落ちていてよかったかもしれないと思っています。小学校受験で全部ダメだった人は、中学受験でリベンジしようとするから、結果的にはすごく学力が上がるパターンもありますが、私の場合は照準を小学校受験に持っていきました。

――それは、何か理由があった？

安岡：中学受験のときの年齢を考えると、自分は56歳になる。それを考慮すると、子供の中学受験をやりきれる体力に自信がないですよね。だから小学校受験に絞ったっていうのが主な理由です。仮にこれがもっと若いママだとか、自分の仕事を先に優先するということでしたら、中学受験に的を絞ればいいと思います。お年を召されているなら、早めに勝負をつけるのもあり。そこは人それぞれですよね。
それから、周りでサポートする人がいるのであれば、その人にお願いするとか。いろんなパターンがある。あるいは受験しないで公立パターンというのもあると思うけど、都内でそれは難しいと思う。

――なるほど。

医学部に進学させるということを考えると、なかなか厳しいし、よほど意志が強くないと難しい。都心の地域では、90％以上の子どもが中学受験するという話ですし。

学校によっては、子どもが友達から「○○くんと◎◎ちゃんが、受験するって言ってね。僕だってしたい」となることもある。それを高校受験まで引っ張るのも難しいところですよね。

親側の気持ちとしても、やっぱり受験自体が自分たちの頃とだいぶ変わってきているると感じますよね。だから、もう練習だと思って、いっそのこと幼稚園からやっちゃうのもアリなんじゃないかな。もしその幼稚園や小学校の受験では結果がでなくても、それってそんなに人生に大きな影響はないし、やってみてもいいんじゃないかと思う。

ただやっぱり、仕事に支障が出るとなると難しいこともあるでしょうから、どのくらいのスタンスで自分が仕事をしたいのか。どこで勝負をつけたいのか。考えた方がいいでしょうね。

——他に大切なことはある？

安岡：やっぱり受験を視野に入れるとするなら、その受験の時期をいつにするのかはキャリアの中で考えることですよね。それが一番かな。例えば、この時期はとにかく自分のキャリアづくりに精を出したいとか、お金を貯めたいというのを決めておくのも大事だと思うんです。どこに照準を定めるのかが大事なわけだから。

――中学受験まで待ってもいいものね。

安岡：それもいいけど、ただ、今、中学受験ってそんなに安くないんですよ。塾代が夏季講習だけでも１００万とかする世界ですよ。中学受験するとなるとそのくらいは覚悟が必要ですよね。それに加えて、子供は反抗期とくる。それもある意味大変かもしれません。

今自分たちの子どもが小学校低学年だから、まだ何が正解かわからないけれども、私立の給食付きの学校に入れて、周りが医療関係者ばかりというのは今までにないくらい環境が楽になった気もしてる。あとは、周りの子どもたちとの関係性もいいと思っていて、きっと一生友達になっていく人もいるんだろうなと。

——それは大きいよね。一生の友達ができる環境にいるというのはやっぱり大事だと思う。

安岡：それからあとは、子どもがその受験のために何かを諦めないですむことも大事ですよね。例えば習い事とか。習い事をいくつかやっているけれども、やはり学年が上がるにつれ段々と人が減っていくんですよ。

私たちが子どもの頃は、習い事を中学や高校くらいまで続けることができたけれど、今の子どもたちは中学受験のために塾に入るから3年とか4年生でやめることになってしまう。その時期ってすごく子どもも成長する時だから、何だかもったいないというか残念ですよね。そういうことを踏まえると、小中高が繋がっている学校に入れるメリットというのは精神面での負担が少ないということが挙げられると思います。

中学受験も子どもの成長には大きな成長に繋がるんですけど、今はみんながやっていることだからここで敢えて違うことをやらせるのもいいかもしれないですね。

以前、幼児教室の先生に言われたことなんですが、「やらなかったことを後悔しても、後からどうすることもできないけれど、やってみてダメだったらやめればいい。だから気になるなら、やってみたらいいんじゃない」っていう言葉は心に残ってます。確かにそうだなと。

医師のキャリアを
相談できる
相手を作っておこう

相談相手を考える。

キャリアは、前もって考えておかないと、気がついた時にはすでに後が無いという状態になってしまうことがあります。特に医師の場合は、日々の仕事が忙しく、目の前のことで精一杯になりやすい職業だと思います。時間が9―17時で終わる職業や、近年では在宅ワークなどで、通勤時間が無くなった、など時間が取りやすい職種であれば、ゆっくりキャリアを考える時間があるかもしれませんが、医師はそうもいきません。

しかし、必死で頑張って立派なキャリアを築ければ、年齢関係なく安泰なのでは？　と思われる方もいるかもしれません。でも、誰からみても立派なキャリアを築けていたとしても、比例して安泰というわけでもありません。先ほどもお伝えしましたが、とても立派な肩書きがあるにも関わらず、やはりその先の就職先に悩まれていた先生方にお会いします。そういった状況を考えると、もっと手前の段階で誰かキャリアの相談ができる人がいるといいのだろうとは思います。

医師がキャリアを考える際、現実的に相談できる相手というのはどういう人がいるのでしょうか。例えば、医学部時代の友人や先輩、職場の上司、先輩、前職の上司、先輩、パートナー、エージェントなどが選択肢としてあるかと思います。

ご自身のコミュニケーション能力も高く、友人も多く、相談しやすい環境もあり、今後のキャリアを相談する状況や環境がそろっていれば、あなたの身の回りにいる先生方からのアドバイスによっていろいろなキャリアが見えてくるかもしれません。

ただ、そのような状況に恵まれた方々ばかりではありません。もちろん、環境があったとしても、時期や状況によっては、相談しづらい内容もあるかと思います。

また、医療の世界は狭い世界ですから、いろいろな話が回ってしまう可能性もあり、なかなか相談に踏み切れない場合もあります。

人材紹介業者やエージェントも本当の意味で信頼できるかどうかは疑問が残ります。特に大手はたくさんのエージェントを抱えているため、本当に良い担当者に当たれば親身に対応をしてもらえることもありますが、場合によっては、医療業界に入ったばかりのエージェント、売り上げ重視の営業マンのような方にあたったりすると、目も当てられません。これは中小企業でも一緒です。実は、親身になってくれているようで、案外そうでもなく調子のいいことだけを言ってくる人もいますし、先生と業者さんが喧嘩別れしたなどの噂もチラホラ耳に入ってきます。

そんなことを考えていると、結局医師が自分のキャリアを考える上で、本当に相談できる人っていないのでは？　と思わざるを得ない訳です。でも、言い方を変えれば、誰よりも頼りになるのが自分自身とも言えます。

実は自分のキャリア形成のヒントは自分にあります。

なぜ、医師になったのか。
自分自身が医療機関に与えるメリットは。
自分自身の持つ技術について

今まで患者さんに対してどのような気持ちで対応してきたか。
これから患者さんに対して行っていきたいこと。
先輩の背中を見ていて考えている事。
後輩に何を与えていきたいのか。
家庭・家族との時間。
生活のためにいくら必要なのか。

自分の知的好奇心を満たすものは何か。

色々な事を思い返す、考え直すことによって、実は最も重要なものは何だったのか、これからの自分に必要なものや環境、技術、お金がどのようなものかが見えてきます。

もし、転職が頭に浮かんだら

自分のキャリアを考えると、やはりどうしても「今いるここでない次の場所」という選択がよぎることがあります。今いる病院を出て、次のところへ行こうという感じですね。

医師も一般的な仕事と同じく、大学病院や市中病院を経て転職することも多々あります。ここではもし頭の中に、転職の2文字が浮かんだ時に考えてほしいことや、やっていただきたいことについてお話ししていけたらと思います。

医師が転職するケースとしてあるのは、お金が良いところへ転職、アルバイト先の医師に誘われる、先輩医師からのオファー。そのほか、もっと知識を深めるために、さらに学べる環境に行くための転職という選択をする人もいます。

転職の動機はさまざまで、例えば人事に納得がいかずに転職する医師もいますし、勤めている病院に見切りをつけての転職という場合もあります。それは給与面であったり、勤務時間であったりとまさに十人十色の理由があります。

現状に不満はないものの、さらに高みを目指して転職するケースも珍しくありません。もっと成長したいという理由による転職が多いのは、医師の特徴と言えるでしょう。

その他にも、子育てや介護などのプライベートな事情を理由とした転職もあります。特に女性医師の場合は、妊娠や出産をきっかけに、もう少し時間的余裕がある医療機関に転職したいと考える人もいます。特に当直があるような病院に勤務している人はその傾向がありますね。

やや話がそれますが、医師というのはアルバイトが多い職業です。例えば、普段は大学教授をされている側ら、空いている時に他の病院へアルバイトに行くことがあります。でも実は、この病院へのアルバイトの際に、自分のできる精一杯のことをしていたりすると、結構将来の就職がラクになったりするものです。

逆に、普段は大学にいる先生がアルバイトとして他の病院へ行く時に、息抜きみたいな感覚で、振る舞ってしまうことはＮＧです。ちょっとした息抜き、ちょっとしたお小遣い稼ぎという感覚だと、どうしても一生懸命になれませんよね。大学病院は、よっぽどでない場合は潰れないですが、一般の病院、クリニックは集客状況や売上によっては厳しくなってしまう可能性があります。だからこそ、そこを理解して一生懸命仕事をし、貢献してあげれば、そこでの努力が将来の自分を助けてくれることが実際にあります。

「先生、よかったらうちに来ていただけませんか」

大事なのはやっぱり、目先のお金に振り回されないことや、今のキャリアにあぐらをかかないことだったりします。そうした意識を拭い去らないと、結局は自分の進路を自らの手で潰しているようなものですから。

まずは、残ることを前提に交渉する

転職が何度も頭に浮かぶようになったら、まず何をしたらいいのでしょうか。一般企業なら、まずは転職サイトを見て登録して…というところでしょうが、医師がいきなりそれをするのは、少々お待ちください。

転職を考えたときにまずするべきことは、実はいきなりエージェントに登録することではありません。まずすべきことは、今の職場に残ることを前提に、交渉をするということです。

例えば、転職理由として考えられるのは、勤務時間や当直、給与といった労働条件のほかにも、患者さんの層が自分のやりたい診療とずれている、人間関係が合わないといったことが考えられます。いろいろな理由から転職を考えるわけですが、隣の芝が青く見え、転職して後悔しても、なかなか同じ病院に戻ることは難しいからです。

できれば、今の環境を保ちながら不満や不安に思っていることを改善していく。それができないときに、転職という選択肢を考えてみるのはいかがでしょうか。

例えば一般企業でも、中小企業から大企業に転職するのは至難の業です。それは医療も同じです。ただ、昔に比べて大学病院なども慢性的な人手不足に悩まされていることが多いので、そういう意味では転職はしやすくはなっていると言えます。しかしそれでも、簡単ではありません。

エージェントに行く前に、身近な人に相談。

また、転職するかどうかについては1人で悩むよりも、誰かに相談するのがベストです。転職エージェントを利用する前に、先輩医師や同僚の医師など、まずは知り合いに相談するのが良いと思います。

転職の相談をしたことが縁で、自分に合った転職先を紹介してくれる可能性もあります。直属の上司には相談しづらさを感じるかもしれませんが、利害関係が薄い他の科の医師や別の医療施設で働いている医師などには、相談しやすいものです。

ただ、そのつながりが薄い、理解してもらえない、話しづらいという事がありましたら、エージェントに相談をしてみたらいかがでしょうか。私ももちろん、相談に乗らせていただきますので、いつでもご連絡ください。

これは絶対にしてはダメ

医療の世界は非常に狭い世界ですから、必ずと言っていいほど、どこかでつながっています。転職先の病院の上司と転職前の病院の上司が同じ大学出身であったり、同期であったりといったことも起こりうるわけです。その確率は、一般企業の比ではありません。

そんな狭い世界でひとたび悪い評判が立ってしまったら、どうなるでしょうか。
例えば「あいつはトラブルメーカーで、これまで勤務してきた病院でトラブルばかり起こしてきた」などと噂になってしまったら、転職にも悪影響が出てしまいます。そうならないよう、できるだけ転職をする際は円満退社を目指しましょう。辞めるときに病院側と揉めるようなことは、絶対に避けるべきです。特に、同じ地域にある別の病院に転職する場合は要注意です。

特に都心部では、医療施設が乱立し、患者さんを取り合う過当競争になっています。転職前の病院と転職先の病院で患者さんを取り合う、そんなこともあるのです。揉めてこじれたまま前の病院を辞めてしまった場合、転職前の病院から悪評を流されてしまう可能性も否定できません。そんなことにならないように、重々注意して転職活動を進めていく必要があります。

できるだけ早めに転職の意思を伝える

これは人としての基本でもあるかもしれませんが、辞めるときには、業務に支障が出ないように配慮することが重要です。就業規則などには「退職の1ヶ月前までに申し出ればよい」と書かれてあったとしても、たった1ヶ月で新しく医師を補充し、臨床を任せられるように引き継ぎを行い、指導や教育を行うとなると、かなり大変です。

しかも今は人手不足が深刻ですから、募集をかけてすぐに応募が来るとは限りません。募集をかけても数ヶ月応募がない、という病院も珍しくないのです。

同じ専門の医師を他から補充することは、実は非常に難しいのが実情です。病院側が困らないよう、できるだけ早く退職の意思を伝えるといいでしょう。できれば1年前、最低でも3ヶ月前くらいには、退職の意思を伝えるくらいでちょうどいいのではないでしょうか。

あまりに早く退職の意思を伝えると、退職するまで居づらいと心配する人もいるかもしれません。しかし、そこはあまり心配しなくてよいと私は考えています。思いきって意思を伝えた際に病院側もはじめて、交渉の土俵に乗ってもらえる事もあると思いますので。

ではここで、実際のところはどうだったのか医師たちに聞いてみたいと思います。

実際、キャリアについて相談する相手はいた？

入駒慎吾先生の場合

——先生はキャリアの相談というと、誰かに相談されたりしましたか？あるいは相談したいと思ったこととか。

入駒：そうですね、実際には大きな決断とかの時にそう思ったことはあるかも。相談するとしても、1人ぐらいに聞くとかじゃないですかね。

――それは、例えば誰に？

入駒：先輩医師ですね。やめるところじゃない人、第三者医師です。やめるところの先輩に相談したところで、実際相談相手にはならないですよね。でも、自分の場合はあまり相談しないかも。ほとんど決めてしまってから、誰かに話すタイプかな。

安岡直子先生の場合

――医師のキャリア、自分のキャリアは誰に相談してました？

安岡：キャリアはね、教授には相談していたかな。

細かい段階からの相談はないけれども、やっぱり「こう考えているんですけど、どうですかね」という感じの相談はしていたかな。あとは私の場合はそうですね、家族かな。

教授は、たまたま私の場合はありがたいことに一番身近な先輩が教授で、考え方も近かったからいろいろと相談できましたよね。教授との考えが合うことって、結構大事。

――例えば、バレたら嫌だなとかそういう感覚はなかった？

安岡：私の場合はそもそもそういう感覚を持ち合わせてないんですよね。教授になりたいからコソコソ動く、みたいなこともない。基本的には働く以上は、できるだけ世の中に参加したいと思っている方だし、出世感情があまりない。そういう点では、世の中の一般的と言われる男性たちとは少し違うのかもしれないですね。

人材紹介会社・エージェントはどう？

失敗しないエージェントの選び方

先ほどの転職の話題で、エージェントの話が出てきましたから、少し医療業界のエージェントについてお話しておきたいと思います。

エージェントや紹介会社を選ぶ際に、情報数や金額が高い情報が掲載されているものを選んだりされませんか？　実は、その求人は既に無い可能性もあります。ある先生は、ある会社の情報サイトで条件の良いところを見つけたので、連絡したところ、「あ、それは最近決まってしまいましたね」と言われ、別の案件を紹介された経験が何度かあったようです。

インターネットで探すのも一つですが、転職を取り扱うのは会社ではなく個人のスキルが重要になるので、自分に合った会社、更にその中の自分に合ったより良い担当者を探すというのが最もメリットがあるのかと思います。その為、知り合いの医師に相談される際には、会社を紹介いただくのではなく、個人を紹介してもらった方が良いと思います。

エージェントのことを知っておく

転職する際、知り合いの紹介で新しい病院に行くこともありますが、転職エージェントを利用して転職するケースもあります。あまり医師業界に人脈がない場合などには、転職エージェントを利用した方が早く転職できることもあるでしょう。しかし、「エージェントを活用すれば簡単に転職できる」と軽く考えるのはよくありません。

転職する側としては、エージェントに希望の条件や自分の考えを伝えておけば、自分に合った転職先を紹介してくれると思いがちです。確かにそうなのですが、注意が必要なのは、エージェントも慈善事業でやっているわけではないということです。

エージェントは、医師と医療施設をマッチングさせることによって利益を得ているわけですが、もう一歩踏み込んで考える必要があります。どういうことかというと、転職させればさせるほどエージェントにはお金が入るということです。ここを忘れてはいけません。

例えば、あなたが転職を希望しているとしてエージェントに相談したとしましょう。エージェントはあなたにAという病院を紹介しました。そしてあなたはA病院に転職を決めました。この時点で、エージェントには紹介料が入ります。

しかし、あなたはA病院と反りが合わずにまた転職を決めました。エージェントに相談すると、今度はBという病院を紹介してくれました。そしてあなたがB病院に転職したとしたら、エージェントはまた紹介料を得ることができるのです。

本来、エージェントは医師にしっかりマッチングした医療機関を紹介し、医療機関に対してもメリットを与え、長く勤めていただき、その対価として、高額な費用を頂く仕組みであれば非常に良い仕組みかと思いますが、今では真逆です。転職させればさせるほど、紹介料が入ってくる仕組みになっているという、何とも皮肉な状態になっています。（※現在、転職勧奨が禁止される期間として採用年月日から2年間とされています。）

要するに、エージェントはマッチングさせると言いつつも、紹介した病院でその医師が長く働くよりも、短期的に転職を繰り返してくれた方が利益につながるのです。

だからといって全く条件に合わないような転職先を紹介するなどということはもちろんしませんし、できるだけ希望に添った転職先を探していることも事実です。事実なのですが、転職先とあなたの反りが合わずにトラブルになろうが、すぐに退職しようが、エージェントは痛くもかゆくもないのもまた、事実なのです。

実際に大手の会社は主にどのようにマッチングをさせているかというと、地域や診療科目、年収などの条件による区分けです。

医師の個性や価値観を重視したマッチングをしてくれるエージェントは少なく、条件だけでマッチングしているところが多いと感じています。

転職が多いと、敬遠されてしまうのか？

一般企業においては、転職が多い人は敬遠されがちです。これは医師の場合も同様ですが、医師の場合は医局人事によって転職を重ねているケースがあります。この場合は、医局人事であることを面接時などに話せば問題ありません。

ただ、そうではなく、例えば条件が合わなかった、患者さんとトラブルになったなどの理由で転職をしているケースは、医師としてはどのようにフォローすれば良いでしょうか。

この場合、事実よりもよく見せようとして面接時に話を盛ってしまいたくなるものですが、それは危険です。どこから事実が漏れるか分からないからです。例えば、怪しいなと思えば、病院側が前の病院に電話して事実を確認してしまえば終わりです。そうでなくても、医師は横のつながりが強いので、知り合いから耳に入ったりすることも多々あります。

そこで本人の言っていたことと耳に入ってきたことが違ったとなると、信頼関係は崩壊してしまいます。医師に対する悪評にもつながりかねないので、嘘はつけません。そうなると、やはり無用な転職自体を避けることが一番の対策と言えるでしょう。

開業・転職を無理に勧めるエージェントにご注意を

医師の業界のことをわからないリテラシーのないエージェントもそうですが、とにかく注意していただきたいのはいきなり「先生、転職（開業）しましょうよ」と囁いてくる人たちです。

一概に全員がダメだとは言いませんが、本書で再三お伝えしているように、転職であれ開業であれやはり大切なのはその人の望むキャリアの実現です。開業することでその人の望むことが実現できればそれでいいですし、できないなら開業以外の道を模索するべきだと考えています。

極端なことを言えば、「儲かる」という一言を信じてしまい、結果失敗したというケースは数えきれないほどあります。少し注意喚起のようになりますが、開業や転職をする際には十分なリサーチが必要ですし、そのためにはやはり自分自身がどのようなキャリアを描きたいかを考えておく必要があります。

自分にマッチした職場を仲介してもらえるかを見極める　―今井政人先生の考え―

――今の転職業界というのは、どうしても条件検索で病院を選びがちですし、病院側も条件や資格のみで医師を選びがちです。特に、大手の紹介エージェントほどその傾向が強いです。ただ、それだと条件では見えてこない行間の部分が全く分からないし、マッチングは難しいと思っていますが、いかがでしょうか?

今井：全くその通りだと思います。大手になると業務の効率性を求めるために医者につく担当者と病院につく担当者が別々に存在します。医者につく担当者は転職を希望する先生方のバックグランドとご希望を聞き、病院の担当者は病院の実態を把握し求める人物像等の病院の要望を聞いているわけです。その両者のコミュニケーションが上手くいっていれば良いですが、そうではない場合もあります。

例えば、医者側の担当者から募集をしている病院への一斉メールで、医者の経歴と希望勤務条件を提示し、「どのような条件で雇い入れることができますか？」と問い合わせをするところがあります。その先生がどの様な医療をしたいのか、どの様な病院で働きたいと考えているのか、そもそもどの様な人物像なのか等は知らされません（とても真面目な印象を受けますくらいは記載していることもありますが）。病院側から見ると、あれだけ病院の実情や条件をお話ししたはずなのに、病院の担当者にお話しした時間は無駄だったのかなと感じることがしばしばです。また、病院側としては、興味を持ってくれた先生からの疑問等にすぐに答えたいわけです。そのコミュニケーションがあってこそ、人間関係ができていくわけですから。ところが、直接のやり取りができずに、病院側と医者側の2つのエージェントを挟まなければならないので、伝えたことが正確に伝わらないことは決して少なくないと感じています。しかも、伝わるのが数日後だったりもします。

中には、エージェントに送ったメールをそのまま医師に転送するなんてこともあります。このメールはエージェントのあなたに対して説明している言葉であって、興味を持ってくれた先生に対する言葉じゃない。しかし、そのまま転送しちゃうなど、ひどいこともありました。

――それは、かなりまずいですね。

今井：かなりまずいです。

皆さんご存知と思いますが、提示されている給与額が高いから良いというものでもありません。医者が定着しない施設ほど、必然的に提示額が上がっているという背景もあります。そうすると、エージェントを介して紹介されて、働いてみたけれど合わなくて退職するということになります。労働条件が希望に合致したので就職したのだと思いますが、勤務内容や病院の雰囲気が想定していたものとは異なるからです。そこを擦り合わせるのがエージェントの仕事ですが、組織が大きくなりすぎているのか、エージェント同士のコミュニケーション不足で残念な結果に終わる例は少なからずあります。

また、面白いことに、不調であった場合でも親身になってくれたからということで、エージェントを変えずに、同じ会社にまた依頼する人も多いですよ。

――マッチングしていないからすぐに辞めてしまっているのに、それに気がついていないんですね。

今井：子どもの頃から社会や人を見る経験を十分に積めず、卒業後も狭い世界で生きてきた為に気がつかないのかもしれません。このエージェントを選んで失敗したのに、またこのエージェントに頼んでも良いのか？」という自問をしてほしいと思います。「このエージェントの話とは別になりますが、マッチングしていなかったとしても、石の上にも3年。単なる労働力として雇われているのでない限り、全く意にそぐわなかった中での人間修行、あるいは何らかの組織マネージメントに参加するチャンスと捉えることもできます。考え方次第です。

開業したら
安泰？

昔の開業の感覚は通用しない

医師という仕事をはじめたら、一生医師としての仕事を全うする方がほとんどかと思います。そのため、病院には定年がありますが、医師という職業には定年という概念がほとんどありません。その中でもクリニックの開業は、定年を自分で決められるため、キャリアの最終地点になることが多くあります。

ひと昔前は開業医になれば、あとは安泰という認識がある時代もありましたが、今は違います。

理由としては、

・超高齢社会
・労働人口の減少
・在宅ワーク
・医療機器・内装費の高騰

などがあります。

上記のキーワードを踏まえて考えてみましょう。

現在、日本は、令和元年度の国民医療費は44兆3，895億円、令和2年度は42兆9，665億円と減少傾向にあります。また、高齢者数の推移は、平成28（2016）年の1，768万人でピークを迎え、その後は、令和10（2028）年まで減少傾向となるが再び増加に転じ、令和23（2041）年の1，715万人に至った後、減少に転じると推計されています。

（参照元：厚生労働省ホームページ 厚生労働統計一覧より　https://www.mhlw.go.jp/toukei/list/37-21.html）

医療費削減と言われて早何年が経ったでしょうか。労働人口が徐々に減り、税収が国債に頼るようになり、医療費削減待ったなしの状態が続いているのは、皆さんもご存じの通りだと思います。

支出（医療費）が変わらず、高齢者が増えていく状況で、できることとすると、受診者を減らすか、単価を落とすか、診療報酬に制限を求めるか、などが考えられます。

本来であれば、最も良い開業は、地方で診療科の競合もなく、自分が開業して引退するまで人口動態がほとんど変わらない地域（若しくは増える地域）での開業となります。

逆に厳しい開業とはどういう開業でしょうか。

都心で競合も多く、土地代・家賃も高く、生活費も高く、人件費も高い場所となります。それでも、人気の開業場所は都心に集中します。

最近の在宅ワークで、クリニックの患者さんの受診に関しても変化が見えます。都心にある会社に通って、その帰りにクリニックに寄っていたものが、ガラッと変わり、在宅ワークの合間に自宅の近くで受診するという流れです。

また、ロシアとウクライナの戦争により、物価の高騰、内装費用の高騰、医療機器の値上げなども輪をかけて開業費増加の一因となっています。

これからその傾向はもっと強くなると感じています。

それであれば、都心に住んで、都心から離れた場所に開業し、1時間ほどかけて通い、3〜4年で資金を貯めて、都心に開業する方がよっぽど良いと考えています。

開業の選択肢を選んだら・・

キャリアプランを考える中で、転職のほかに出てくる選択肢として開業があります。読者の中にも、いずれは開業を視野に入れている人がいるはずです。本書で登場されている医師の先生方の中にも医師家系の先生が数名いらっしゃいますが、実家の病院を継承するケースは医師の世界の中では決して稀ではありません。

でも、単に「開業したい」という漠然としたイメージだけでは、開業後に失敗してしまう確率が上がります。大学病院や市中病院への就職に比べ、独立開業は、準備が重要になってきます。

最も重要なのは先生の考えの棚卸です。

棚卸するべき内容の中で、特に大切なことがあります。

それは、

「医師を目指そうと思ったきっかけ」
「なぜ開業をしたいのか」
「患者さんに対しての想い」
「自分の知識や技術で何をしたいのか」

など、先生の考えの棚卸を行い、最も重要に考えている部分から優先順位を決めて、必要なものと、そうでないものを考えていきます。

キャリアプランを考えるときもそうですが、開業の時にもまずこの質問について考えていただくようにしています。

いろいろな答えが出てくると思います。例えば、「地域に貢献したい」なのか、「親が医師だったから自然に」なのか。理由は何でも構いません。誰も理由をジャッジしたりはしないので、安心して書き出してみてください。そもそも「医師を目指そうと思ったきっかけ」について聞くことが重要なのは、開業後にできるだけ長く充実感を保ちながら仕事ができるかが、この「初心」に大きく関わっているからです。

開業に向けたコンセプトがしっかりしていない、そもそも合わない、自分が思い描いていることが表現できない。このような状況に陥ると、経営がつまらなくなっていきます。

私は開業コンサルティングも行うので、医師の方にはたくさんの質問をしていきます。ただ、把握できるのはあくまで「今、現時点」での先生の姿です。医師自身の人となりや開業から今に至るまでの経歴を聞くこともできますが、「そもそもなぜ医師を目指そうと思ったのか」という原点について分からなければ、先生にフィットしたコンサルティングができません。

原点について共有せずにクリニックを開業しようとしても、医師の意図したことと違う方向性になってしまったりして、うまく行かないケースが多いのです。そこで、まずは原点を共有してもらい、そこから現時点までの経歴や、現時点での価値観について伺っていきます。

1度開業してしまったら、簡単に方向転換はできませんから。

開業はゴールではなくスタートです。開業したその日から、医師という役割だけでなく経営者としての役割も全うしていかなければならない訳ですから、経営手腕も必要になります。経営は医学の知識だけでは当然太刀打ちできませんし、ラクになるための選択肢ではないのです。

縁と運を活かすキャリア　―森本雅太先生の考え―

――先生のキャリアってすごく面白いなと思っていて、開業医プラス会社の経営もされている。それって、とても夢があると思うんですよ。今って、医師業だけではなくていろんなことに手を出したい人が増えていると思うので。


森本：僕の場合は本当に、大きな志があり、その通りに進んだというわけではないんです。縁と運に恵まれているだけなんですよ。

開業した当時も目標の高い医者だったわけではなくて、食いっぱぐれないことだけを考えてマーケティング調査で需要が高いところで開業しようとしか正直思っていませんでした。

ただ、研修医時代から医師になってから10年が勝負と考え、関連病院で実績や経験を誰よりも積んで一人前になるという目標だけは立てていました。そして、来る10

年目に自分の人生を自分で切り開いてみよう！　自分の城を構えたいという気持ちが強くなり開業を決意しました。

――その後、開業されるわけですね。

森本：はい。今でこそ10年目の開業は普通かもしれませんが、医局を辞める当時は上司や先輩の先生方からまだ早いんじゃないかというご意見をたくさんいただきましたね。もっと研鑽を積んでからじゃないと困るよ？　などなど。
でも、揺るぎない決意がありましたので振り切って開業する形になりました。
そして、どうせやるなら早い方がいいに決まっているわけで、開業というスタートが決まっているんだから、もうすぐに開業しようと。決意から数か月で場所まで決まってしまいました。まず、都内以外で開業場所をを見つけようというところからです。

――都内はないというのは、なぜですか？

森本：保険点数が同じにもかかわらず、医療需要が、明らかに田舎のほうが多いというのが大きな理由ですね。かつ、人件費や賃料などの固定費も低く抑えられる。というわけで、都内は選択肢から外しました。

最初は、実家が都内だったので関東近郊の福島県とか茨城県あたりで開業できる場所を探していたんです。ところが、そんなときに東日本大震災が起きた。それで、日本の北の方は選択肢から外して、静岡に決めたんです。

そして、静岡で開業場所を探し始めたところ偶然耳鼻科の先生が急にお辞めになった地域が出たというお話を伺い、即決したという感じです。これもご縁ですね。

――静岡では、どのようなことを感じられましたか？

森本：そうですね。勤務医では大病院という信頼に患者さんが来られていましたが、開業すると自分の実績がそのまま信頼となることを第一に感じましたね。なので、当初は周りに知り合いもほとんどいない状態でしたので、集患に必死でした。どうしたらもっと患者さんが集まってくれるか？　自院がどうしたら認知度が高まるか？　などなどで精一杯でした。

患者さん一人一人に真摯に向き合っているうちにクリニック経営が軌道に乗り始め、新しい感情が芽生えてきました。地域の患者さんは純粋に頼りにしてくれ、自分を誰よりも信じてくれるんです。そのような純粋な方々の気持ちに毎日触れるうちに、医師としてだけでなく自分の力でこの地域に何かできないか？　と思うようになりました。

当院は医療過疎地域にありますので、患者さんだけでなく医師も大変でした。都市部では考えられない大人数の患者さんを医師が受け持っており、先生方は疲弊されていました。これでは、医療が崩壊するのも時間の問題だろうと。

――そういった思いから、予防医療の分野に進んで行かれたんですね。

森本：はい。自分にできる範囲での予防医療って何があるだろうか、と考えました。クリニックではワクチンや禁煙外来などを行っていましたが、それはあくまでも医師としての枠内であり、もっとその範囲を広げられることってないかな？　って考えました。

そこで、食の力で予防医療を考えてみようと思ったんです。

しかし、残念ながら僕は料理ができなかったので、なかなか前に進みませんでした。

そんなある日、友人からコールドプレスジュースというものがニューヨークから日本へ持ち込まれたという話をしてくれて、これだ！　と思いました。

ジュースならレシピさえ考えれば難しくない！　できる！　と。

そこから現在のＯＭＧにつながっていきました。

――そこで、コールドプレスジュース屋（ＯＭＧ）さんを作られた。

森本：はい。クリニックの中で受動的に患者さんを待つ医療でなく、能動的に病院の外に出て医療をしていくという形が予防医療を広げるためには必要ではないかと考えました。そこで、病院とは離れた場所にＯＭＧという予防医療の本拠地をつくることにしたんです。

経営者としてジュースで儲けたいとかではなくて、医療過疎地域の問題点が最初にあって、その上で自分にできることはないかなと考えて始まったのがＯＭＧです。

――私も最近やっと、食べもので人は本当に変わるんだなと感じています。気持ちも明るくなるし、肌とかもきれいになりますよね。食べものを変えれば、劇的に変わる。

森本：その通りです。

You are what you eat. という言い回しがあるのですが、食事内容で体だけでなく心も変わると思います。
今では、コールドプレスジュース専門店ＯＭＧはスタッフにも恵まれ、体にも心にも美味しい食を追求すべくOMG kitchenというお店に姿を変え、どこよりも美味しい健康的な食を提供し、皆さんにとってより身近な予防医療の場へ進化を遂げていますので、ぜひご来店ください！

開業の道は今までと同じ感覚ではダメ

医師は他の職業に比べ、一本のレールをずっと歩いてきているようなキャリアの積み方をしますから、ある意味社会常識というか、社会経験の偏差値としては低めです。学力偏差値はすごく高いですけどね。ですから、社会経験が未熟なまま医師としてのキャリアを歩み出すというのは、実はそうした甘い言葉をかけられた時の判断基軸のようなものが培われていないため、人からそそのかされてしまう人も少なくありません。仮にあなたが開業するとなれば、お医者さんだからといっていろいろな話が持ちかけられます。

「そんな話はすぐに見破ることができる」

「自分は大丈夫」

そう思っている人こそ、注意してください。

医学部は大学の全ての学部の中で最難関です。そのため、成績が優秀な人しか入学することができません。小学校や幼稚園という小さな頃から、進学校に入学して学力を磨いてきた方や、高校になって一念発起して猛勉強してきた、ほんの一握りの子どもたちが、医学部に進学しているのです。

一握りの子どもたちなので、ずっと顔ぶれが変わりません。中にはエスカレーターで大学まで行けるような学校もあります。そうすると、クラスメイトが10年以上変わらない、ということもありえます。

このように、学ぶことも、クラスメイトも、全てが固まってしまうのです。それは一言で言うと「狭い世界の中で生きている」ということに他なりません。狭い世界に居続けていると、その中で通用する常識が、世界の常識のように思えてきます。そのコミュニティの中の価値観が、コミュニティの外でも通用するように感じてしまいます。

狭い世界の中にいると、他分野の情報を仕入れる機会が圧倒的に少なくなります。例えば、一般の会社に勤めている人ならば、仕事を通じてさまざまな業種の人と会い、さまざまな価値観に触れる機会がありますが、医者の場合は、会うといっても他の科の医師や看護師、事務スタッフくらいのものです。自分から外に出て積極的に世界を広げようとしなければ、他業種、他分野の情報は入ってきません。

そして、そのまま社会に出てしまうとどうなるかというと、騙されやすい人になってしまうのです。実際に、開業医師として経営コンサルタントを付けたところ、そのコンサルタントに騙されて多額の借金を背負うケースも少なくないのです。

医師の起業は
知的好奇心の
かたまり

医師の起業のハードルは？

前章では、起業や開業に対して少し手厳しいことを言ってしまいましたが、実は私自身が想像以上に困難な道のりを歩んだからです。

元々私は、卒業後小野薬品工業株式会社でMRとして働いていました。一般企業でいう営業ですが、一般企業のそれとは大きく異なる点がありました。それは何かというと、請求書を作らないということです。この仕事ではMRが請求書を作ることはありませんから、当然、仕入れや利益などの数字を知らないわけです。でも、自慢ではありませんが成績は良かった。ですから、自分で「できる」と勘違いしていたのです。

数字を理解していない営業が起業するとどうなるかというと、それはもうイバラの道でした。当然収入がありませんから、正直とても苦労しました。あの時にもっといろいろと勉強しておけばと思っても、後悔先に立たず、です。読者の皆さんにいろいろと言っておきながら、実はそれらの多くは自分の失敗に基づいていたりします。

それでも、医師という最強の国家資格はそうした失敗の時でも力を貸してくれます。いざとなれば、医師の資格を持っているということで、高額なアルバイトもできます。国家資格としての信用度が高いために銀行からの信頼も厚いですし、製薬会社や医療機器メーカー、医薬品卸、など医療系の業者へのアプローチが一般の起業家よりハードルが低いのも強みです。

いろいろと大変なこともありますが、こうした強みを活かしながら、起業・開業をチャレンジしようと思われるなら、私も全力で応援したい気持ちです。

また私も最近は医師であり社長である方と知り合いになる事が増えてきましたので、それに比例してコラボレーションも増えてきたなと感じています。

では、よりリアルな体験をお伝えするためにも、ここからは実際に経営者としてもご活躍中の入駒先生にバトンタッチして、医師の起業のリアルを教えていただきましょう。

医師であることが救ってくれる　―入駒慎吾先生の場合―

――現在は医師のほかにも、株式会社 LA Solutions の経営者としてもご活躍ですね。面白いご経歴だなと思って拝見しました。

入駒：ありがとうございます。他にも、一般社団法人日本無痛分娩研究機構の方で「１１６２club（いい無痛クラブ）」というコミュニティサロンを運営しています。月額１，１６２円で、月に６回くらい専門的な内容を配信しています。そのうち１回は１時間くらいの対談なので、値段の割にはかなりコスパがいいと自負しているんです。はい、宣伝です（笑）。

――なるほど、ありがとうございます。少し遡って、ご経歴に沿って伺っていきたいのですが、産婦人科と麻酔科のダブル専門医というのも珍しいですよね。

入駒：はい。ポリクリ（医学部の病院実習）でいろいろ行くうちに、産婦人科って面白いなと思い始めまして。医局人事で、麻酔科研修や新生児集中治療研修、総合周産期センターや離島での産婦人科診療と、なかなか強烈なところでたくさん研修を受けていて、気がついたらお産がらみのスーパートレーニングを受けていました。産科としてはかなりおいしいトレーニングを一通りやった後、麻酔科に変わりました。

――聖隷浜松病院では麻酔科に転向されていますが、これはなぜですか？

入駒：産婦人科の専門医を取ったときに、医局を辞めたいと思ったんですね。麻酔科に転向したのは麻酔の研修が一番面白かったからなんですが、医局を辞めるというのは、当時はもう産婦人科医としてはドロップアウトであって、大学を辞めるなんて医者として終わるくらいに勘違いしていたんです。それで、今まで面白かったことをしようとか思って麻酔科に転向しました。

――麻酔科医としてキャリアを積まれて、日本産科麻酔学会の幹事に就任されています。

そこから無痛分娩も始められたのでしょうか？

入駒：それまでは、緊急で帝王切開をしなければならないとか、危機的出血の中で妊婦さんの命を救うとか、そういった分野にとても惹かれていたので、無痛分娩には興味がなかったんです。ただ、２００９年に国立成育医療センター（現・国立成育医療研修センター）で無痛分娩を経験したのち、２０１２年に聖隷浜松病院での無痛分娩プロジェクトを牽引することになり、それを皮切りに無痛分娩にも精通するようになりました。

――２０１６年に麻酔科学会指導医取得をして、その後に会社を立ち上げられています。

入駒：２０１６年にビジネススクールに通い始めたと同時に、体調を崩しまして。不整脈が出たんですね。そのときに、「もう死ぬかもしれん」と思って。人生において一番いやなこと（実は、部門内のコンフリクト）をやめようと思った。そうすると病院を辞めないといけないということになって、そこで聖隷浜松病院を辞めました。

それから、やることがないから起業でもするかな、ということで、自分の一番強みだと考える無痛分娩という分野で起業したんです。

ただ、みんなが思ってるほど順風満帆ではなくて、行き当たりばったりで運よくすり抜けているという感じですね（笑）。

――それが普通ですよね。志を持って始めたことがうまく行くとは限らないわけで。

入駒：そうですね。でも、目の前のことを歯をくいしばってやり続けていれば、誰かが見てくれる。それも思いますね。

医師として挫折を味わい、ＭＢＡを経て経営者へ

――２０１６年にビジネススクールに通われていますが、これはなぜですか？

入駒：通い始めた理由も挫折があって。その前、私は研修医を教える指導医の長だったんです。聖隷浜松病院は、まあまあ研修医が来る立派な病院で。研修するにはとてもいい環境でした。そこの指導医のトップだったんですが、1人若者を育てきれなかったことがありました。

「自分はダメなんじゃないか」とかなり落ち込んでしまっていたときに、たまたまインターネットでMBAが日本で取れることを知ったんです。

――先生は、元々ビジネスマンになりたかったとおっしゃっていましたね。MBAを取るために、グロービズ経営大学院に入学されたんですか？

入駒：そうそう。ずっとビジネスマンに憧れていて、ビジネス書ばかり読んだりしていたので。MBAを取るといっても、ハーバードに留学とか無理じゃないですか。日本で取れると分かって、すぐに申し込みました。

これは人に言われたんですけど、挫折したときに、普通の人が取らないチョイスをしていることが多いみたいです。僕としては結構ちゃんと考えてるつもりなんですけどね。
挫折って美味しいんじゃないかと最近思うようになったんですよね。

――2017年からは、完全に会社の仕事に移行されたということですね。

入駒：お客さんがついたのは2017年の秋くらいなので、起業してから半年間は、本業の収益はなかったですよ。

――私も起業してからしばらく収益はなかったので大変でした。先生はその間も、医師としての仕事は継続されていたんですよね。

入駒：確かにそうなんですが、医師免許って、病院から離れたときの方がものすごく使えるって痛感すると思うんですけどね。なんていい免許を持ってるんだと思いますよ。

――どういう時にそれを感じましたか？

入駒：物事を始めるときですね。医療系のビジネスするときに、斜め上から入れるんですよ。いわゆる先生呼ばわりをしていただけるというかね。普通なら、ビジネスって対等に交渉しなきゃいけないものですが、医師免許があるとすぐにスポンサーになってもらえたりします。何もしてないしやっていることは一般企業と変わらないのに、勝手に権威として見てもらえるわけです。これはかなり有利です。

――それって、医師免許があるからというだけではなくて、先生の今までの積み重ねありきな気がします。

入駒：医師として10年くらい仕事をして、ちゃんと専門性を取ってビジネスに行く方がいいですね。これは他の医者も言っていたんですが、専門医からサブスペシャリティくらいまで行って、そこからビジネスに行く方が有利です。確かに、研修医とか研修医上がりでできることではないでしょうね。

――やっぱり、最初のうちに社会の仕組みとか本当の医療の仕組みはちゃんと経験しておいてからが良いということですね。

入駒：どこかで壁にぶつかることを何回かしておいた方が、逆に得だと思います。

――私も苦労したときの方が覚えています。楽に進んだことって、全然記憶に残ってない。

入駒：こうしたキャリアの話もいろいろなところでしているんですが、キャリアのこの図が、僕の中でものすごく大事なんです。このブルーオーシャンの部分を目指すといいんですよね。（図7）

――お金と影響力がある場所ということですね。

入駒：ここが面白い。開業医を見てみると、ポジションとお金があって、自分の範囲内では影響力があるんです。だから、クリニックの院長なんかと付き合ってると、彼らすごく楽しそうなんですよ。こういう物差しがあると、自分の状況がよく見えてきます。

――確かにこれはすごく面白い考察ですね。医師が起業するなら、このポジションを目指すというのは一つの目標になりそうですね。

図７

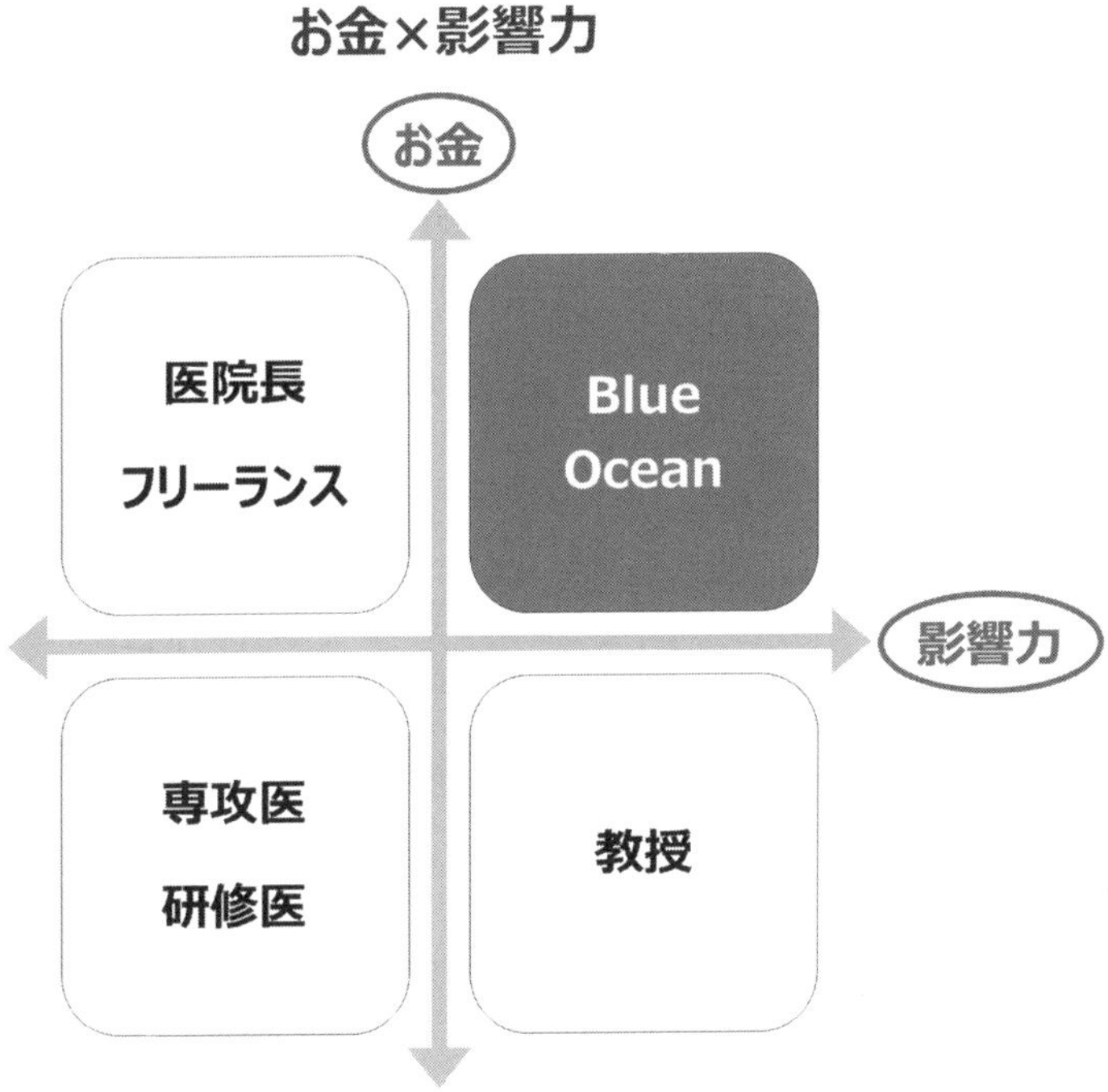
お金×影響力
お金
医院長
フリーランス
Blue
Ocean
影響力
専攻医
研修医
教授

一人ぼっちに
ならないように

人との繋がりを大切に。

開業や起業という選択を、「かっこいい」と感じる人もいると思います。決してそういうわけではないのですが、そこの感覚は、実際私もわからなくありません。ただ、そのかっこよさというのは、あくまでも他人の様子を外から見ているだけだからそう感じてしまうというのも否定できません。実際に開業や起業を経験されている先生方の話を聞くと、華々しさとは縁遠いものですから。

いろいろと自分なりに考え、調べた上で転職なり開業なり、起業なり、それぞれの選択をしていかれると思うのですが、共通して言えることは、何をするにも絶対に一人でやってはいけないということです。それこそ、悪い業者に騙される格好の餌食となる可能性が高いからです。

すでに本文で出てきていますが、医局とは違い医療に関する情報はすべて自分で取りにいかなくてはなりません。何か迷うことがあっても、判断や決断はあなたが下していかねばならないのです。でも、横の繋がりはしっかり作っておいてください。人との繋がりをきちんと大切にして、情報収集を常に欠かさないようにしておくという姿勢が大切です。仮に今必要だと思えなくても、数年後にあなたを助けてくれるものになるかもしれないからです。

自分一人だけにならないためにも、取り残されないためにも、ぜひ心がけてみてください。いざとなった時は、仲間の存在が頼りになったりするものです。

医療を一人で追求しないこと　—安岡直子先生の場合—

——医師をいろいろ見てて思いますが、信頼できる仲間が大事なのかなと。開業したらやっぱり孤独になりやすい。

安岡：確かにそうかもしれません。

あと、人から騙されやすいっていうのもありますよね。

――そういう時に、相談できる相手というか、そういう人を作っておくためにできることとか、アドバイスはあったりしますか。

安岡：若いときによく遊んで、よく人と交わっておくことでしょうね。そういうことは、若い人の特権というか、それだけで人は可愛がってくれるから。その若い間に、ちょっと自分が話ができる人っていうのを探しておく。自分の感覚が似てる人、近い人を面倒くさがらずに探すことですね。そして、ちゃんと交流を持っておく。

結局ね、医者は体力勝負だって言われますが、本当にそう思うんですよ。ずっと一生勉強し続けるとか、新しい知識をずっと学び続けるってすごい体力要ります。ですから、そういうのをやり続けるためにも、自分だけじゃ補完できないところを補いあえる人というのがいるといいですよね。

例えば自分の病院に週1でこられている先生は、クリニックを開業しているんだけれども、クリニックはすごく働きやすいというわけ。それは、自分の言うことを聞くように教育しているからなんだけれども、どうしても自分のやり方だけになってしまう。

――そうなりますよね、どうしても。

安岡：うん。すごくよく勉強して正しいやり方でやってるから、とても満足ではあるけど、やっぱり他の医師から得られる刺激がないって。収入的にマイナスにはなるけど、週に1回大学に来るっていうのはすごく意味のあることだって言ってましたね。後輩と話すこともできるし、教授と話すこともできるし。考え方が違う人と交わり合うっていうのは、絶対一生必要なことで。1人で追求してたらやっぱり医療は駄目だと思う。

今は情報過多の時代ですし、医師を取り巻く世界は昔とは全く違います。仮に起業や開業などする場合、その傾向は顕著です。すでにかつてのような成功パターンのようなものはなく、時代の流れなどを捉えた経営センスが必要です。

例えば、開業する立地ひとつを取り上げても、競合が多いエリアとそうでないエリアが当然あります。競合の少ないエリアを選んだとしても、集客努力は常に必要です。そんなことを日常的に考えていかなければならないのが、経営です。医師として必要な筋肉と、経営に必要な筋肉は全く違うと考えて頂ければと思います。

今後の医師の
キャリアについて

キャリアについて大切なこと

人間は不思議と、似たもの同士で集まる傾向があります。

それはあなた自身も感じたことがあると思います。ということは、あなたが知を求めればそういう人たちが集まりますし、お金を求めればそういう人たちが集まるということです。

お金があるに越したことはありませんが、それだけが目的になってしまっている人たちを周りにおいておきたいのか。あるいは医師としての医療を追求し、自分の理想のキャリアを実現させていきたいのか。どのような選択をするかは、あなたの自由です。

本書では、医師としてのキャリアは、前もって自分の頭で考えていくことが大事だというメッセージを繰り返し届けてきたつもりです。その際に大切にしてほしいのは、医師としてどうあるか、という在り方です。なぜならそのことが、一人の医師としてその人を幸せにしてくれると信じているからです。

本書に登場してくださった先生方も、実にバラエティに富んだキャリアの持ち主たちですが、どこか大切な一本筋のようなものを根底にお持ちです。それはどういうものかというと、やはり医療に対する医師としての心構えや姿勢です。

ではクライマックスも近づいてきましたから、それぞれの先生に医師として大切なこと、あるいは今後の医師のキャリアを考える上で大切なことについて教えていただくことにしましょう。私がお伝えしたいことや先生方がお伝えしたいことを、あなたなりに受け止めてみていただければと思います。

森本雅太先生の考え

――先生のお話を聞いていて思うのは、儲かるからやるとかじゃなくて、必要だと思うこと、自分がやりたいと思うことに投資をしているなと。やっぱり、お金が軸になってしまうとうまくいかない、と思う事が多々あります。

森本：そうですね。お金を優先すると邪念が生まれますからね、ポジティブなエネルギーも出ないんですよね。それから、楽しくないと思うんです。特に、働いているスタッフは。

お金のために働くのではなく、やりがいのために働いた方が楽しいじゃないですか。それが、結果的に来てくださるお客さんに伝わると思うんですよね。

――そういう意味では、これからどんなキャリアを作っていこうかを考えている若手の方に、どんなことを伝えたいですか？

森本：とりあえず、早いところ「自分はこうなりたい」という軸を見つけて欲しいですよね。見つかってない人もいると思いますが、まだ見つかってないのなら、見つけるためにいろいろなところに出かけたりしたほうがいい。軸を見つけるためには材料が必要ですから、材料集めをとにかくひたすらやりまくることです。

そしたら必ず軸ができて、やりたいことが見つかります。見つかったらもう、失敗を恐れずにやっていく。それがすごく必要だと思いますね。若ければ若いほど、失敗しても絶対どうにかなるので。逆に僕らの世代になって家族だったり地位だったりと守るものができてしまうと、身動きって取れなくなりますから。若いうちはとにかく失敗しにいく。恥をかきにいく。そうやって揉まれながら、軸を見つけにいってほしいですね。

でも僕はいまだに、家族も立場もありながら恥かきに行ってしまい周りに怒られてばかりですけどね。

――すごくいいメッセージですね。なかなか、安定を求めて臆病になってしまう人が多いと思います。

森本：医者という職業を選ぶ時点で、比較的保守側だと思うんですよね。医者って、失敗しても生きていけるじゃないですか。職にあぶれることがまずないから。だとしたら、失敗にはもってこいの仕事ですよ！

高木俊一先生の考え

——昔で言ったら、大学に行って、大学の派遣先から一般病院に行って、そこでずっと定年まで勤めるか、もしくは開業するかみたいな話がなんとなく一般的でしたよね。ですけど、結局成功モデルって今の時代、多分ないと思うんです。その成功モデルみたいなものがない中で、今後どういうふうにしていったらいいんでしょう。

高木：まずね、うん。お金に執着しないことが大事ですよ。みんな目先のお金にとらわれるんですけど、例えば小学生の自分と大人になった自分って価値観違うじゃないですか。学生の1万円って大きいけど僕らの1万円っていうのは全然違う。そんなにお金お金って言わなくていいし、お金は天下の回り物なので使わなきゃ戻ってこないんだから。

それよりも、好きなことをやることによって、その仲間が増えてきたりとか、真摯に患者さんに向き合っていることによってプラスの影響を周りに与えられたりとか。自分が患者さんにのためにできることを必死で考えた方がいい循環に入っていくと思うんですよね。

今井政人先生の考え

やっぱり人脈だったりチームだったりっていうことは、この世界で一番大切なことなので、そういう人、そういうチームを作れるような仲間を作るっていうところがゴールじゃないですかね。それがキャリアを作るコツだし、キャリアっていうのは仲間を作って、医療システムなり医療を後輩にうまく伝えていくシステムを作るというところだと思うんですよ。

今井：職業人の医師としてのキャリアをどのように自分で積んでいくかを考える事はとても大事なことです。社会が医師に求めているのは、若い先生方が考えているような「真っ当な医療を素早く正しくできること」だけではありません。ある程度の年齢に達した医師に対する社会の期待に応えるには、マネジメント能力を身につけることも大切です。その為には、ご自身の置かれた環境の中で（煩わしいかもしれませんが）病院やクリニックの運営、診療科の運営、各種委員会等の運営に積極的に関わる事です。あえてその様なことができる職場に転職するのも良い経験になります。

もう一つ、どの様なタイミングで家族と濃密な時間を持つチャンスを持てるのか。そういうことも含めて人生を考えると良いと思います。家族は人生の喜びそのものですし、人生には良い意味での遊びが必要です。効率ばかり考えていると、人生の本当に豊かなところを意図的に排除する人生を選ばざるを得なくなりますから。

――お話を伺っていてやっぱり思うのは、自分が本当に何をしたいのかが何よりも大事だということでした。例えば、お金が欲しいから研究するわけではないですよね。

やりたいから続けていたら、結果がついてくる。医師というとお金の部分がすごく目立ちますが、大事なのはそこではないと。

今井：そうですね。お金に拘ることなく、自分が信じた道を行けば、おそらくはどの道を選んでも同じところにたどり着くと思います。私は医師としてはスタンダードから少々外れた道を歩んでいるかもしれません。しかし、手前味噌で恐縮ですが、少し余裕ができて、周りの方々のお手伝いができる様になってきた感じがします。

また、どの道を選んだとしても、おそらく2、3回くらいは失敗したと実感し、「これ以上の我慢はならん、もう辞めよう」と考えることがあるだろうと思います。しかし、そのときにその場にとどまれるのは、やっぱり好きだとか、やりたいという気持ちだと思います。

自分の思い描いていたストーリーとは全く違った時に、「今はこういう状況だが、自分がやりたいと思ったことをやるための過程として、度量を大きくするための大事な時期なんだ」と思いながらやって来ました。好きだという気持ちがなかったら、とっくに辞めていると思います。ですから、やりたいことをやるというのはとても大切です。給与、条件も大事かもしれませんが、そこでどんな人たちと会うことができるのか、どんな成長のチャンスがあるかという見方をしてもらいたいですね。

ロッカールームトークをしていたら、今回、書籍として形にするという話になり驚いています。耳障りの悪い勝手なことを話したようでお詫び申し上げます。また、大いに赤面しているところです。自分にとって当たり前と思うことしか話していませんが、迷いが生じたときに、何らかの一助になることがあれば幸甚です。

おわりに

最後までお読みいただきありがとうございました。

この本を書き始めたきっかけは、自分の会社で、医師の人材紹介業を始めたときに、業界のねじれを感じたからとお伝えしました。


本来、医師が同じ場所で長い期間働いた方が、業務が改善したり、人間関係を構築出来たり、出世したり、時間をかけることで様々に出来ることが増えてきますし、それによって、医療機関にもメリットが出てきます。

それにも拘わらず、転職をたくさんさせた方が、転職支援の会社は儲かる。また、大手の転職支援の会社はインターネットのマッチングサイトでの条件検索中心に就職先を紹介しているため、今までの医師のキャリアをしっかり反映させているわけではないように映りました。

更に、条件検索で上位に医療機関が出てくるのは、年収や報酬となる為、また紹介手数料が上がる仕組みとなっています。本来、ＷＩＮ ＷＩＮ ＷＩＮであるべきの姿が一方的に企業側に大きなＷＩＮとなっている状態かと思います。

大きく考えると、医療は税金（社会保険）で成り立っているため、医療機関は医療に対して費用を主に使うべきだと考えていますが、最近はその形になっているか疑問に思うことが多々あります。

また、別の角度から、私の仕事として、医療機関のブランディングという仕事をしていますが、医療機関の採用に関しては、条件を出さなくても、求人・採用がしっかりできることがわかっています。

そちらは著「医療機関のブランディング〜求人・集患の秘訣〜」で執筆しました。

医療機関自身が自分たちの特徴や考え、出来ることをブランディングすることで、医師や看護師、薬剤師の医療従事者を自然に採用することが出来るのに、医療機関側が様々な理由でそれを行うことを躊躇っています。

更に、今回の医師のキャリアについて執筆することで、実は医療機関のブランディングと医師のキャリアは密接に繋がっている事に気づきました。

「医師は、個人であり企業だ」

と私はよく思うことがあります。
それは、医師のキャリアがそのまま、医療機関の特徴やブランディングに繋がることは多々あることも経験していますし、大きな力を持っていることもわかります。

減量の手術で有名な病院
脳神経外科病院として、経営改善した病院
全国区になったリウマチのクリニック

など、一人の医師が本気になり、改革を進めた医療機関で、起こったことがあります。医師は、自分のキャリアを本気で見直すことで地域を救うことが出来る力を持っています。逆に、そこを全員が目指す必要もないとも思います。医師も人間です。色々な人生の選択をしてよいと思います。

ただ、今後の高齢社会・労働人口減少の波は、医療業界にも多くの影響を与えると思っています。自分だけは大丈夫。なんてことはありません。だからこそ、医師自身のキャリアを考えることはとっても重要だと思っています。

また、物事には、必ず終わりがあります。

人としての終わりは死がありますし、仕事の終わりは引退(定年)があります。また、開業・起業すれば、継承、M&A、閉院は必ずあります。

それにもかかわらず人生やキャリアを考える上で、終わりを意識されている方は非常に少ないと感じています。いざ後がなくなってから「どうしよう」と急いでもどうすることもできません。だからこそ、自分の望む未来を予め描いておき、それに向けたキャリアを実現できるように戦略を立てていただきたいと思っています。

私の使命は、その行為を通して、1人でも多くの医師に幸せなキャリアを歩んでもらうこと。医師として後悔のない人生をおくってもらうことです。

本書が、あなたの人生にとってちょっとした羅針盤になればと思います。

本書を上梓する上で、

今井　政人　医師　（慈誠会　練馬高野台病院 病院長）
入駒　慎吾　医師　（株式会社 LA Solutions 代表取締役 CEO）
鈴木　利保　医師　（東海大学　名誉教授）
高木　俊一　医師　（日本大学医学部麻酔科学系麻酔科学分野　診療教授）

田中　里佳　医師　（順天堂大学大学院 医学研究科 再生医学　主任教授）
森本　雅太　医師　（森本耳鼻咽喉科　院長）
安岡　直子　医師　（四谷メディカルキューブ　麻酔科）

先生方には大変お世話になりました。仕事からプライベートまで、様々なご理解を頂いて本当に感謝しております。

この場を借りてお礼申し上げます。

益々の先生方の人生やキャリアが明るくなりますます様お祈り申し上げます。

【参考資料】
厚生労働省ホームページ
令和3年度第1回医療政策研修会及び地域医療構想アドバイザー会議『医師の働き方改革について』

【著者プロフィール】
安岡　俊雅 氏（やすおか　としまさ）

1975 年生まれ。東京農工大学農学部を卒業後、小野薬品工業株式会社に入社。
約 8 年間 MR に従事した後、2006 年 5 月に株式会社 DEPOC を設立。専務取締役就任。
一般企業・医療機関のデザイン・広告、医学会の運営をメインとした事業を展開。
2019 年 6 月、事業を医療中心に舵を切るタイミングで、株式会社 DEPOC 代表取締役に就任。
大学医局の支援として、「医局活性化チャンネル」の運営を開始。
2020 年 6 月、著書「医療機関のブランディング〜求人・集患の秘訣〜」を上梓。
医療のブランディング WEB サイトによって、医療機関に対して売上向上や採用支援を行う。
2020 年 12 月には、医師のキャリア支援事業を開始。
医師のキャリアの延長線上に新規開業やクリニックの事業承継などを見出し、
現在では、クリニックや医療機関の開業支援、経営支援も行っている。
妻は麻酔科医。

医師のキャリア革命
〜成功の鍵は、お金か、知的好奇心か〜

ISBN：978-4-434-32102-3
2023 年 5 月 12 日　初版発行

著　者：安岡　俊雅

発行所：ラーニングス株式会社
〒 150-0042　東京都渋谷区渋谷 2-14-13
岡崎ビル 1010 号室
発行者：梶田洋平

発売元：星雲社（共同出版社・流通責任出版社）
〒 112-0005　東京都文京区水道 1-3-30
Tell (03)3868-3275